MARRE DE SOUFFRIR
POUR MA CONTRACEPTION

MARRE DE SOUFFRIR POUR MA CONTRACEPTION

Manifeste féministe pour une contraception pleinement épanouissante

Sabrina Debusquat
Illustrations de Joy

ÉDITIONS LES LIENS QUI LIBÈRENT

DU MÊME AUTEUR

Sabrina Debusquat

Bye-bye le sucre (ou presque), Larousse, 2019.
J'arrête la pilule, Les Liens qui Libèrent, 2017.
Métro, boulot… bonheur !, éditions Ça se saurait, 2016.

Joy

Être une fille c'est quoi ?, Papitou éditions, 2019.
Grossesse & accouchement naturels, késako ?, Papitou éditions, 2016.

ISBN : 979-10-209-0692-2

Manifeste [manifɛst] n.m : Avènement du nouveau et renversement de l'ancien. Inversion qui force à une conversion radicale. « Les temps sont venus », on ne peut plus continuer comme avant. Le manifeste rend public l'acte de naissance d'un tournant historique, à longue portée. Il ne fait pas que dénoncer, il découvre et fait éclater une vérité occultée ou étouffée[1].

« Nous sommes en train de vivre le tournant génital de la lutte et de la pensée féministes [qui projette] soudain la lumière sur ce qui était resté dans l'ombre des droits conquis. [...] Les femmes ont décidé de rompre ce silence et d'engager la *bataille de l'intime.* »

« Si le corps des femmes a longtemps été pour elles comme une prison, il est aujourd'hui le principal vecteur de l'actualisation de leur liberté. »

Camille Froidevaux-Metterie,
Le Corps des femmes
et *La Révolution du féminin*[2].

La meilleure contraception est celle que l'on choisit…
Encore faut-il que les options soient satisfaisantes !

Avis aux lectrices et lecteurs

À la suite de la « polémique » générée par mon ouvrage *J'arrête la pilule*[3], je précise que ce manifeste n'est en aucun cas contre la contraception et qu'il ne remet pas en question les bénéfices qu'elle a pu apporter et apporte encore aux femmes.

Fruit d'une démarche féministe, cet ouvrage souligne ce qui pourrait être amélioré, mais ne seront perdus ni temps ni énergie à enrober son propos de multiples précautions qui auraient pour unique but de ménager l'éventuelle susceptibilité de certains lecteurs.

Pour reprendre les propos de la féministe Valérie Rey-Robert : « Nous n'avons plus le temps. Plus le temps de soigner les ego de ceux qui se sentent davantage blessés par ce que nous disons que par la réalité [...]. Plus le temps d'attendre. Plus le temps de rassurer...[4] »

Introduction

Il y a un an, mon enquête *J'arrête la pilule* a lancé un vrai débat autour de la charge contraceptive aujourd'hui encore assumée à 90 % par les femmes. Sur les plateaux télé, à la radio, dans la presse, les femmes ont témoigné. Baisse de libido, douleurs, dépressions, migraines ou risques plus graves de type embolie, cancer ou AVC... Beaucoup ont alors découvert le prix, parfois élevé, que paient de nombreuses Françaises pour vivre leur droit à la contraception. Mais rien n'a changé. Au contraire, la plupart ont préféré parler de « défiance » et tenté de faire revenir les femmes à la raison.

« Les femmes ne sont-elles pas heureuses d'avoir obtenu le droit à la contraception ? » Si. Mais elles refusent désormais d'être obligées de s'exposer à des effets secondaires pour appliquer ce droit. Posez la question autour de vous : nombre d'entre elles ont eu à affronter durant leur vie les conséquences d'une pilule, d'un stérilet, d'un patch ou d'un anneau contraceptif. Si la plupart sont satisfaites de l'efficacité de leur méthode de contraception, elles en déplorent aussi les effets secondaires ou en redoutent les risques pour leur santé[5]. Pourtant, le phénomène reste encore largement invisibilisé voire banalisé, quand il n'est pas nié.

De plus en plus de femmes arrêtent leur contraception hormonale ou médicalisée parce qu'elles n'en peuvent plus de ses effets secondaires. Certaines se retrouvent alors sans contraception, faute d'en trouver une qui leur convienne. D'autres ont recours à des méthodes aléatoires ou peu fiables. Quand elles osent en parler, elles sont souvent traitées d'« ingrates envers les combats de leurs aînées » ou de « chochottes ». Il arrive même que leurs souffrances soient niées ou qualifiées d'imaginaires. Beaucoup affrontent également le manque d'implication de leurs partenaires qui freinent par exemple des quatre fers devant « l'inconfort » du préservatif. Elles peuvent alors leur répondre en riant : « Teste donc "l'inconfort" des hormones ou la pose d'un stérilet ! »

Est-il tolérable que les femmes soient systématiquement considérées comme étant « en charge » de la contraception ? Est-il admissible que des contraceptifs obligent à choisir entre efficacité et confort ou exposent à des risques graves pour la santé ? Est-il acceptable d'avoir à choisir entre efficacité contraceptive et convictions écologiques ? Ne pouvons-nous pas faire mieux ?

L'offre contraceptive et nos mentalités doivent évoluer. La contraception a pour but de rendre nos vies plus belles et non de nous placer face à des choix cornéliens. Notre société doit se saisir du problème et les hommes doivent comprendre leur responsabilité partagée vis-à-vis des grossesses.

Nous avons dépensé « un pognon de dingue » pour aller sur la lune ou décoder notre génome tandis que la question essentielle de la contraception était délaissée, considérée comme un domaine de recherche de seconde zone. Il est plus que temps qu'hommes et femmes aient accès à des contraceptions efficaces *et* sans effets secondaires. Commençons à bâtir dès maintenant ce monde si nous voulons que nos enfants et petits-enfants puissent en profiter.

Une nouvelle révolution est en marche pour une contraception totalement épanouissante, égalitaire et non polluante. Ce manifeste lui donne une impulsion et propose des pistes d'actions concrètes. « La meilleure contraception est celle que l'on choisit »… Encore faut-il que les options soient satisfaisantes !

I/ Des femmes souffrent pour appliquer leur droit à la contraception et elles en ont marre

> « Je viens juste poser des mots sur un sujet épineux : ne pas réussir à trouver un moyen de contraception qui nous convienne. J'ai l'impression que peu importe le choix que nous ferons, je m'en retrouverai lésée. Il faut donc que je sacrifie quelque chose : mes convictions, mes sensations, notre confort, mon corps… Je me sens emprisonnée. Y a-t-il une solution ? »
>
> Rose, « Pourquoi nous utilisons le retrait comme seul moyen de contraception[6] », blog *Sous notre toit.*

« Jeune femme cherche contraception douce et respectueuse pour relation sérieuse à long terme. Pas fiables s'abstenir. » C'est le type de petite annonce que nous pourrions trouver dans les journaux tant il semble compliqué pour de nombreuses femmes de trouver la contraception idéale.

Les effets indésirables, le voilà le prix que paient beaucoup de femmes pour ne pas tomber enceintes. Évidemment, elles sont heureuses d'avoir accès à la contraception et certaines ont des parcours « idylliques », sans aucun désagrément. Mais la réalité est généralement moins rose. Écrivons-le noir sur blanc pour mieux en prendre conscience : l'immense majorité des contraceptions efficaces proposées aux femmes sont médicalisées et les exposent, *de facto*, à des effets indésirables, qui vont de la simple migraine à la mort. Nous avons beau prendre en compte les contre-indications, la réalité est qu'un nombre non négligeable de femmes va bel et bien subir ces effets indésirables et que nous ne pouvons prédire d'avance lesquels. C'est ce que certaines appellent entre elles, en riant (jaune), « la roulette russe des effets indésirables ».

Troubles de la libido, dépressions, embolies, cancers : quand contraception rime avec complications

Quels sont les principaux effets indésirables qu'affrontent les femmes sous contraceptifs ? Difficile d'établir un classement précis mais il suffit de lire une notice de pilule[7] (la première contraception en France) pour se dire qu'il ne s'agit pas d'un geste anodin :

« Effets indésirables fréquents (observés chez 1 à 10 utilisatrices sur 100)

• Troubles menstruels, saignements entre les règles, douleur mammaire, sensibilité mammaire.

• Céphalées, humeur dépressive.

• Migraine.

• Nausées.

• Pertes vaginales blanchâtres et épaisses et infections vaginales.

Effets indésirables peu fréquents (observés chez 1 à 10 utilisatrices sur 1 000)

• Augmentation du volume des seins, modification de la libido (désir sexuel).

• Augmentation ou diminution de la pression artérielle.

• Vomissements, diarrhée.

• Acné, éruptions cutanées, démangeaisons sévères, chute des cheveux (alopécie).

• Infections du vagin.

• Rétention d'eau, variation du poids.

Effets indésirables rares (observés chez 1 à 10 utilisatrices sur 10 000)

• Réactions allergiques (hypersensibilité), asthme.

• Écoulement des seins.

• Perte de l'audition.

• Érythème noueux (éruption cutanée avec lésions ou rougeurs).

• Caillots sanguins dans une veine ou une artère (thrombose veineuse profonde, embolie pulmonaire, crise cardiaque, accident vasculaire cérébral, caillots sanguins dans le foie, l'estomac/l'intestin, les reins ou un œil). »

Par ailleurs, les pilules œstroprogestatives, comme celle-ci, sont classées par le CIRC (Centre International de Recherche sur le Cancer) comme cancérigènes pour les seins, le foie, le col de l'utérus et les voies biliaires.

Curieusement, assez peu de femmes lisent ces notices, notamment parmi les jeunes. Parce que la pilule ou une contraception hormonale leur sont prescrites par réflexe, parce que nous en avons tous une image très favorable, nous ne les voyons pas comme les puissants médicaments qu'elles sont. Faute d'alternatives aussi faciles d'utilisation, nous ne nous posons pas trop de questions.

Certaines en découvrent très vite, après quelques jours seulement, les effets indésirables. Pour la plupart des autres femmes, les effets s'installent lentement, silencieusement et sont mis sur le compte de l'âge ou de tout autre chose. Ce n'est qu'en l'arrêtant et en voyant disparaître certains symptômes que beaucoup réalisent ce qu'elles subissaient.

Comme je l'ai découvert avec surprise lors d'un sondage[8] réalisé lors de mon enquête *J'arrête la pilule*, beaucoup plus de femmes que l'on ne croit souffrent d'une baisse de désir sexuel sous pilule. Un comble ! Les données scientifiques estiment que 20 à 40 % des femmes souffriraient de troubles du désir sous contraception hormonale. Dans mon sondage, c'était même le premier effet indésirable rapporté. Un décalage important existe à ce sujet entre ce qui est vécu et ce qu'indiquent les notices.

Les baisses de libido sous contraceptions hormonales sont un immense tabou. Pourtant, comme me le confie Nadia[9] : « On a beau dire qu'une libido à zéro c'est un effet secondaire bénin, quand ça mène un couple au divorce c'est loin d'être bénin. » Le cas de Marion illustre aussi à quel point cette conséquence génère souffrances physiques et psychiques : « Je ne ressentais aucun plaisir car la pénétration faisait trop mal à cause d'une sécheresse vaginale et j'ai cru que c'était moi le problème. Et là je me rends compte que c'était la pilule ! À 29 ans je découvre enfin les joies de la sexualité avec mon partenaire ! Je ne reviendrai jamais en arrière. » Enfin, pour Nathalie, la sentence est sans appel : « On me l'a donnée à 15 ans et au fur et à mesure des années elle a étouffé ma libido et ma sexualité. Alors pour la "libération sexuelle" on repassera... »

Dépression, troubles de l'humeur, fatigue, acné, rétention d'eau, sécheresse vaginale... Ces effets secondaires dits « bénins » gâchent en réalité le quotidien de nombreuses femmes. Ils sont rarement évoqués ou seulement entre amies, ou au détour d'une dispute conjugale, un soir de ras-le-bol. Comme les femmes ont absolument besoin de la contraception elles encaissent, souvent en silence.

Et puis il y a les autres, moins nombreuses heureusement, dont la vie s'arrête ou est dévastée par les effets « graves » des contraceptions. Ceux-là, on les évoque du bout des lèvres. Parce que c'est gênant. Gênant de se dire que, parmi les millions de jeunes femmes en parfaite santé qui prennent chaque année des contraceptions hormonales, certaines vont mourir ou devenir handicapées. Gênant de constater que l'on n'a pas mieux à proposer et que les femmes doivent toujours souffrir ou payer un prix, d'une manière ou d'une autre, pour leur sexualité.

Une situation qui révolte Elizabeth Walton-Larat, la mère de Marion Larat[10], féministe qui s'est battue pour la pilule et aujourd'hui mère d'une fille handicapée à 80 % à la suite d'un AVC causé par sa pilule. Elle l'affirme : « La bataille de la contraception n'est pas gagnée. » Dans une tribune publiée en 2013 dans *Le Monde*, elle écrit : « Avant, j'étais fière de dire à Marion que j'étais de toutes les manifestations féministes [...]. Aujourd'hui, j'ai honte de mon aveuglement en découvrant que tant de femmes paient de leur vie cette liberté sexuelle que nous avions obtenue de haute lutte. Comment en sommes-nous arrivées là ?

« En 2013, des femmes meurent encore d'aimer, mais cela ne laisse pas de trace, pas de vague, pas de chiffres, c'est juste rare et pas de chance. J'ose dire qu'on est vraisemblablement très proche du nombre d'accidents et de décès causés par les avortements clandestins avant la loi Veil de 1975. [...] Courant sur d'autres fronts, nous n'avons pas vu venir les stratèges du marketing qui ont su récupérer à leur profit cette icône de nos luttes pour en faire une “vache à lait” dans leurs résultats financiers[11]. »

Ces effets indésirables médicamenteux auxquels s'exposent les femmes pour avoir une sexualité épanouie, ce « poids » de la contraception qui repose bien souvent sur leurs seules épaules, font partie de ce que l'on appelle la « charge mentale contraceptive ». La dessinatrice féministe Joy a réalisé à l'hiver 2018 la première BD qui illustre ce poids mental, physique et financier qu'implique le fait pour les femmes d'être systématiquement « en charge » de la contraception dans le couple. Elle a été vue plus par plus de 400 000 personnes sur les réseaux sociaux.

La charge Mentale
Contraceptive

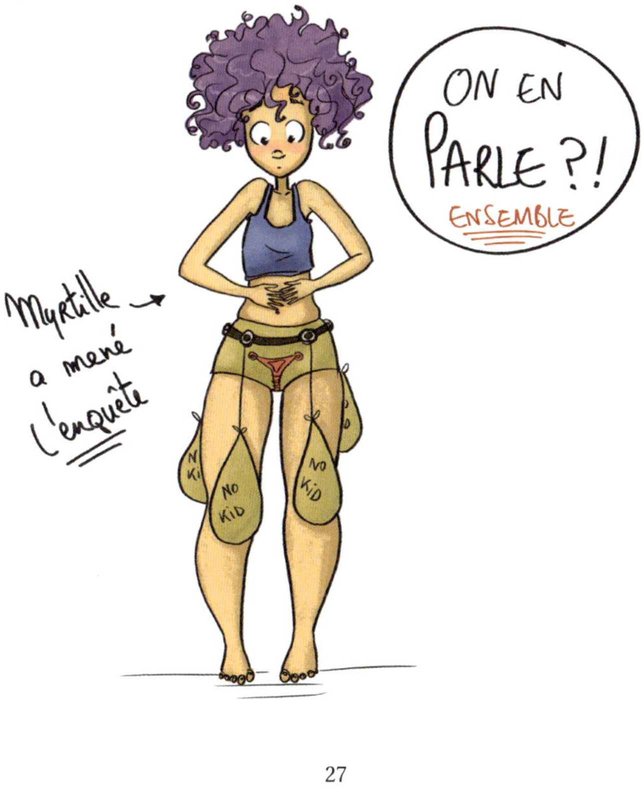
ON EN PARLE ?! ENSEMBLE
Myrtille a mené l'enquête
NO KID
NO KID
NO KID

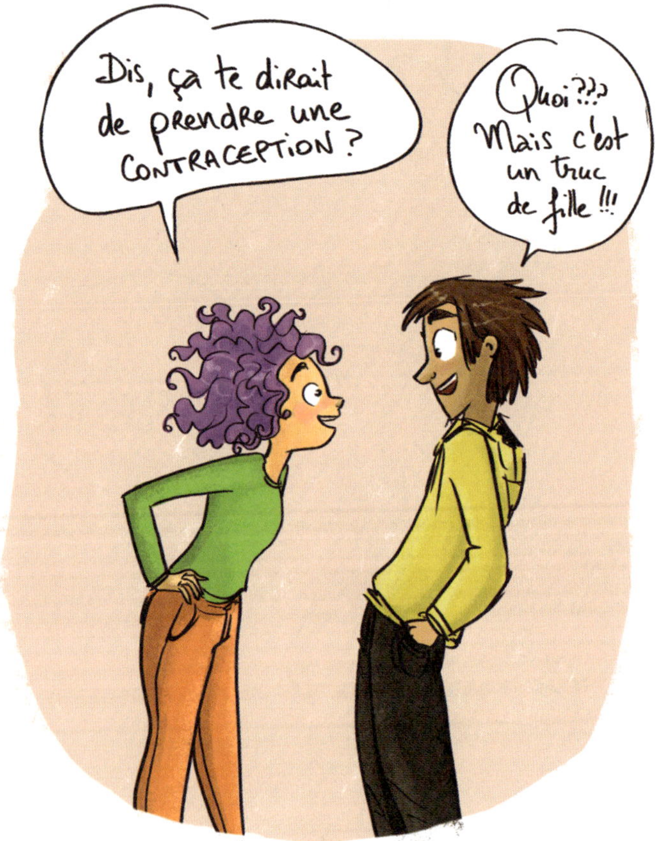
Dis, ça te dirait de prendre une CONTRACEPTION ?
Quoi ??? Mais c'est un truc de fille !!!

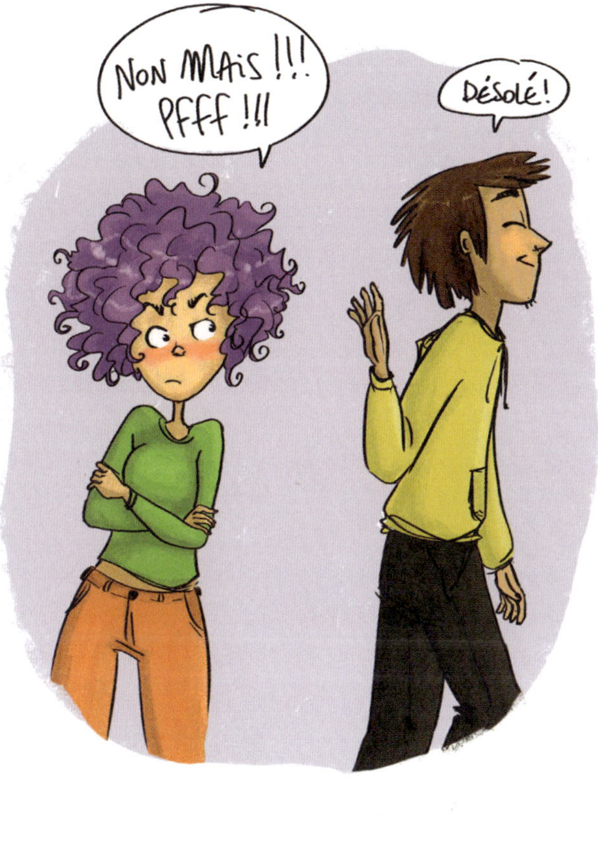
NON MAIS !!!
PFFF !!!
DÉSOLÉ !

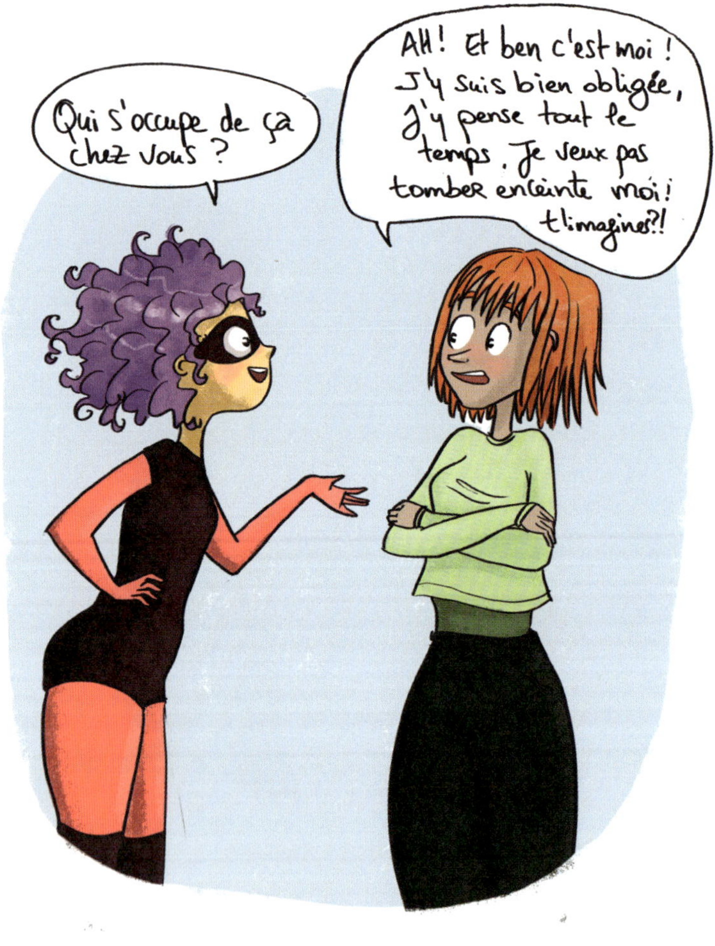
Qui s'occupe de ça chez vous ?
AH ! Et ben c'est moi ! J'y suis bien obligée, j'y pense tout le temps. Je veux pas tomber enceinte moi ! t'imagines ?!

La majorité des jeunes femmes prennent l'initiative de prendre une contraception avant même d'avoir un premier rapport sexuel. Le préservatif est très utilisé les 1ères fois et au début des relations. Puis, rapidement, la décision est prise de continuer sans, et c'est alors à la fille que revient la tâche de prendre une contraception.

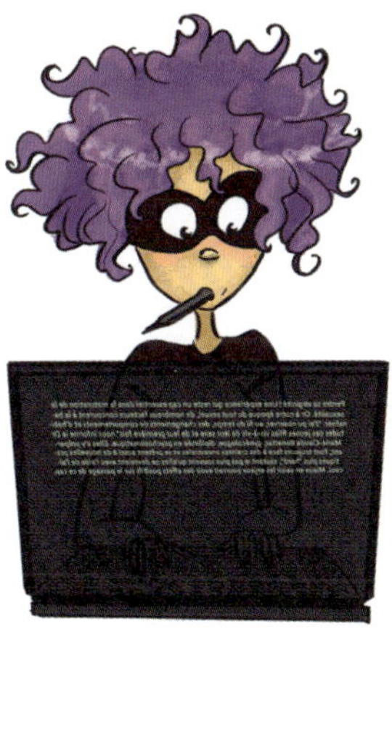

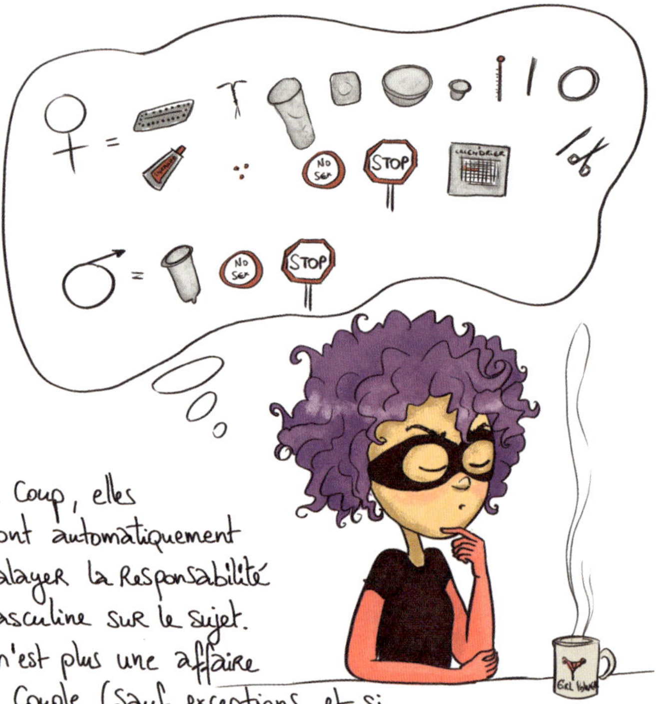

Du coup, elles vont automatiquement balayer la responsabilité masculine sur le sujet. Ce n'est plus une affaire de couple (sauf exceptions et si désir d'enfants). Sinon, en général, l'homme et la femme ne veulent pas d'enfant, mais c'est à la femme de prendre un contraceptif, quitte à souffrir, faire une dépression, payer les frais médicaux, subir les examens intrusifs et parfois risquer sa vie..

Cette "charge" devient de plus en plus lourde au fur et à mesure des années, au point d'épuiser un certain nombre de femmes, qui, arrivées à un certain âge, n'en peuvent plus... Elles cherchent alors des solutions simples et efficaces pour retrouver une vie sexuelle épanouie et ne plus subir cette "charge".

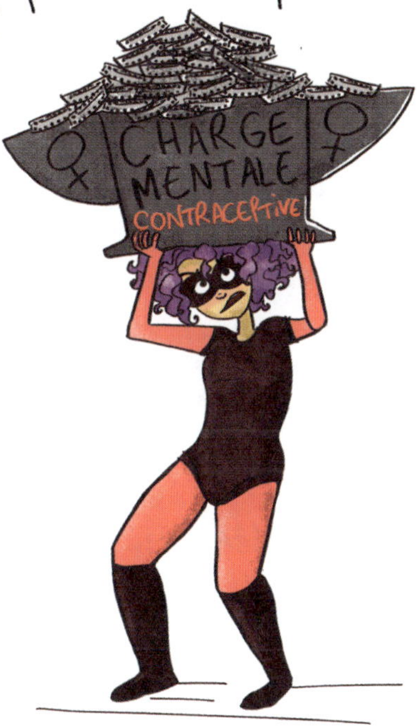

Les Humains ont été capables de créer des fusées allant sur la Lune et sur Mars,

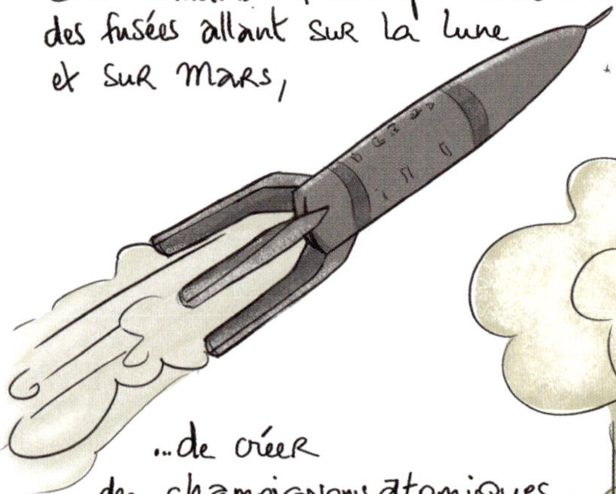

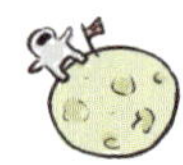

...de créer des champignons atomiques,

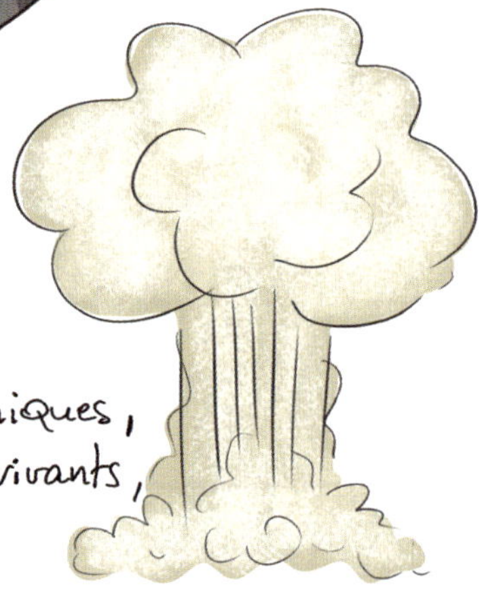

des clônes de Lapins vivants,

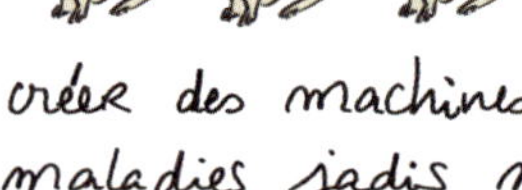

...de créer des machines incroyables, de guérir de maladies jadis mortelles, de lutter contre les problèmes d'érection et de prostates

...Mais pas de gérer les problèmes contraceptifs

Parce que c'est un truc de fille !

(mais c'est aussi politique et sociétal*)

* Sabrina DEBUSQUAT en parle bien dans son livre "J'arrête la pilule".

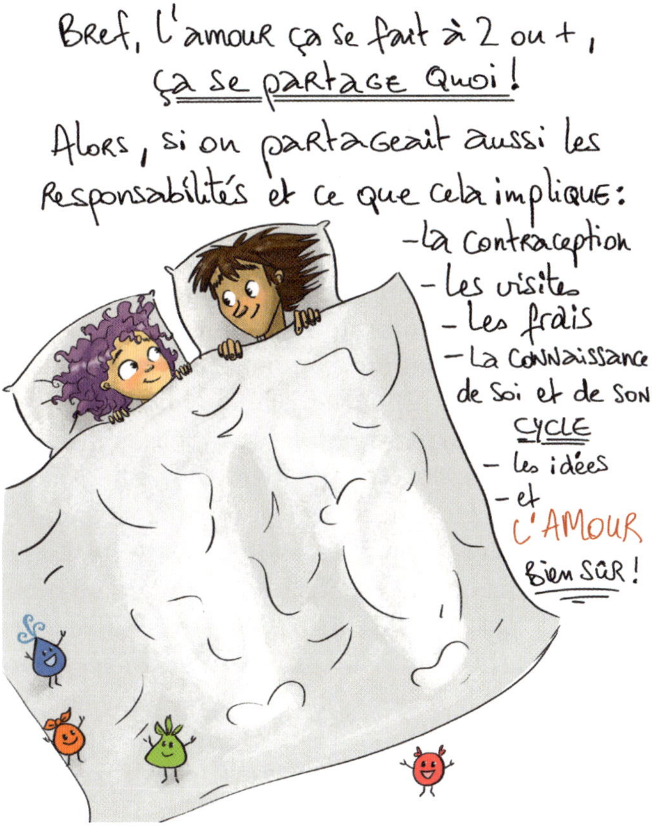
Bref, l'amour ça se fait à 2 ou +,
ça se partage quoi !
Alors, si on partageait aussi les responsabilités et ce que cela implique :
– la contraception
– les visites
– les frais
– la connaissance de soi et de son cycle
– les idées
– et l'amour bien sûr !

Des souffrances contraceptives trop souvent banalisées voire niées

Comme l'illustre parfaitement Joy, la contraception a tendance à être considérée comme un « truc de femmes » qu'il est normal qu'elles assument. Beaucoup de femmes qui m'écrivent pour me confier leurs souffrances contraceptives évoquent leur solitude et leur détresse. Elles ont l'impression que personne ne les écoute vraiment.

Le terme qu'elles emploient le plus fréquemment est : « indifférence générale ». Indifférence de nombreux médecins pour commencer, qui trop souvent minimisent ou nient les effets indésirables des contraceptifs rapportés par leurs patientes. Les baisses de libido, par exemple, qui, bien qu'inscrites sur les notices, sont trop souvent ramenées à un effet psychologique ou à des problèmes de couple. Les témoignages, multiples, montrent que le phénomène n'est pas rare. Certains professionnels de santé n'écoutent pas ou peu leurs patientes à ce sujet, voire nient leurs souffrances, leur disent que c'est « normal », « le prix à payer ». Plus problématique encore, beaucoup ne leur proposent nulle autre solution.

Pire encore semble être le sort réservé aux « rebelles contraceptives » : ces femmes qui « osent » arrêter la pilule, réclament une contraception sans hormones ou refusent le stérilet parce qu'elles ne voient pas pourquoi elles se « mettraient un bout de cuivre dans l'utérus». Elles sont souvent perçues comme des ingrates, des enfants gâtées, des femmes qui en demandent trop: «Nous, les femmes de mon âge, nous nous sommes battues pour la pilule, et vous, vous la refusez comme une insolente![12]» Ainsi, en 2018, des gynécologues français considèrent que les femmes «doivent» quelque chose à leurs aînées, qu'elles doivent se taire au nom d'une loyauté envers les combats passés: «Vous ne rendez pas justice au combat des féministes symbolisé par la pilule. Vous comprendrez quand vous serez obligée d'avorter que prendre la pilule c'est important.»

Pour d'autres professionnels, il semble tout simplement inconcevable de laisser le corps des femmes «au naturel[13]». Vu comme intrinsèquement défaillant, fragile, instable, le corps de la femme serait une sorte de cheval sauvage et dangereux que la technique doit dompter et cadrer: «Arrêter la pilule c'est un retour à l'état sauvage!» D'autres vont encore plus loin: sans contraception médicalisée, pas de libération de la femme! «La pilule a libéré les femmes. Sans elle, elles sont le sexe faible.» «Arrêter la pilule est stupide, les effets secondaires sont dans votre tête. Sans pilule pas de libération de la femme et pas de vie sexuelle.» Engoncés dans le modèle étriqué de la contraception médicalisée et grisés par tout ce qu'elle a effectivement apporté aux femmes, ces professionnels n'envisagent pas d'autres voies possibles...

Ce qu'entendent et vivent certaines Françaises dans l'intimité des cabinets de gynécologie est parfois d'une violence inimaginable[14] et pousse certaines à ne plus jamais y retourner. Pourtant, il va bien falloir un jour regarder les faits en face : les femmes s'éloignent de plus en plus des contraceptions médicalisées. Les juger n'y changera rien. Nous ferions mieux de trouver des réponses pragmatiques à leur demande, car elles ne nous attendent pas pour faire dès maintenant les choix qu'elles veulent pour leur corps.

Entre 2000 et 2016, le recours à la pilule a diminué de 20 % en France[15]. Après l'arrêt d'une contraception hormonale les femmes se reportent bien souvent sur la pose d'un DIU (dispositif intra-utérin). Mais si ce dernier n'est pas supporté, il ne reste plus que les alternatives suivantes :

• Les méthodes barrières (préservatifs, diaphragmes, capes cervicales) couplées ou non aux méthodes modernes d'observation du cycle (comme la symptothermie).

• Les contraceptions masculines (slip chauffant, alias « boulocho », injections hormonales ou encore anneau testiculaire[16])

• La stérilisation féminine ou masculine.

Qui accompagne alors ces femmes et ces couples qui sortent du schéma contraceptif traditionnel et médicalisé ? Combien de médecins français sont actuellement capables de proposer et de former leurs patients à ces méthodes modernes d'observation du cycle ou aux contraceptions masculines ? Seulement une poignée.

Pressions sociales, conjoints déresponsabilisés, inégalités économiques… Les femmes bien seules face à la charge contraceptive

Le concept de « charge mentale contraceptive » le synthétise parfaitement : les femmes sont encore aujourd'hui trop souvent considérées comme seules responsables d'un acte qui se fait à deux. Parce que ce sont elles qui subissent directement les conséquences d'une grossesse non désirée, beaucoup considèrent qu'elles devraient « tout gérer » à ce sujet. Famille, amis, partenaire : l'ensemble de la société fait indirectement peser le poids de la charge contraceptive sur les épaules des femmes. Cette pression conduit certaines femmes à continuer de prendre des contraceptifs qui les font souffrir.

Le sondage réalisé lors de l'écriture de *J'arrête la pilule* en 2017 montrait que 29 % des femmes qui l'arrêtent en sont découragées d'une manière ou d'une autre. Derrière le corps médical (69 %), les amis sont les deuxièmes « moralisateurs » (24 %), devant les mères (18 %) et les compagnons ou maris (12 %)[17]. Des pressions et jugements extrêmement désagréables, qui signifient que certains se croient encore en droit de dire aux femmes ce qu'elles doivent faire de leur corps…

Le témoignage de Myriam illustre ce qu'affrontent des jeunes femmes qui ne souhaitent pas souscrire à la norme contraceptive actuelle : « Ce qui m'a le plus marquée lorsque j'ai arrêté la pilule c'est l'incompréhension générale. Celle des hommes, qui n'envisagent pas un instant que ce soit eux qui prennent un moyen contraceptif. Celle des médecins de la génération de mes parents qui considèrent mon choix comme un "caprice" de jeune qui n'a aucune conscience du chemin qu'il a fallu aux femmes pour en arriver là… » Salomé résume le phénomène ainsi : « Prendre la pilule n'est plus considéré comme un droit mais comme un devoir. »

La pression sociale est parfois si forte que certaines, telle Anaïs, mentent pour avoir la paix. S'ensuivent des situations absurdes, où les choix contraceptifs doivent se faire « clandestinement » pour ne pas avoir à braver les jugements. Anaïs me confie que personne dans son entourage ne sait vraiment si elle prend la pilule ou pas. Elle reste évasive, « laisse le doute planer » et « prétend la prendre ». La seule fois où elle a dit à ses amies avoir arrêté, l'une d'elles s'est « insurgée », la mettant en garde contre un risque de grossesse non désirée. Depuis, Anaïs lui laisse croire qu'elle continue de la prendre. Beaucoup de femmes m'ont attesté avoir adopté la même attitude envers leurs parents, voire — ce qui est plus préoccupant — vis-à-vis de leur gynécologue.

Dans le même style de nombreux partenaires sexuels, maris ou compagnons, peu habitués à s'impliquer dans la contraception, se montrent parfois virulents ou égoïstes. Des femmes rapportent ne pas avoir opté pour le DIU qui « dégoûtait » leur compagnon. D'autres décrivent la colère, le chantage et les pressions exercées par un conjoint qui ne souhaite pas « revenir au préservatif » après des années de pilule. On peut se dire que ces femmes devraient simplement questionner leur couple, mais la réalité est que ces pressions les incitent plutôt à reprendre une contraception qui leur gâche la vie ou à adopter des conduites à risques.

Nous avons donc tous un rôle à jouer, en ne jugeant pas leurs choix contraceptifs ou en les écoutant quand elles expriment un ras-le-bol des effets secondaires. Compagnons, maris, *sexfriends*, coups d'un soir… la contraception n'est pas qu'affaire de femmes et vos partenaires ont le droit de considérer leur bien-être au même titre que le vôtre. Elles ont le droit de refuser d'assumer seules la charge contraceptive ou de prendre des contraceptions qui altèrent leur bien-être quotidien ou leur santé. Mères, pères, tuteurs, grandes sœurs et grands frères : votre fille, votre sœur ou votre nièce n'a pas à subir des pressions ou injonctions de votre part sur les choix contraceptifs qu'elle fait.

Enfin, n'oublions pas qu'en plus de supporter les effets indésirables de leur contraception, les femmes doivent la prendre en charge financièrement. Toutes les contraceptions ne sont pas remboursées, ou pas à 100 %, et ce sont bien souvent les femmes qui passent à la caisse. Si des efforts ont récemment été faits avec par exemple les premiers préservatifs pris en charge à 60 % par la Sécurité sociale[18], certains dispositifs contraceptifs le sont encore peu, ou ne le sont pas du tout, ce qui réduit le choix contraceptif des femmes en situation de précarité financière. Actuellement, seules les plus aisées ou éduquées peuvent accéder à l'ensemble du panel contraceptif et se former à des méthodes fiables d'observation du cycle ou se déplacer à leurs frais pour consulter en vue d'une contraception masculine (seuls deux médecins en France prescrivent actuellement et informent sur ces méthodes). Aujourd'hui, la contraception c'est donc: «Oui, mais». Oui, mais, à condition que les femmes ne viennent pas trop se plaindre des effets indésirables puisqu'il n'y a rien d'autre à leur proposer. Oui, mais, sans trop compter sur monsieur qui considère ordinairement que c'est à elles d'endosser cette charge. Oui, mais, à condition de payer si vous voulez telle ou telle contraception plus facile à supporter. Oui, mais, à condition d'accepter chaque année des examens parfois intrusifs et qui n'ont pas lieu d'être (comme le toucher vaginal quasi systématiquement imposé pour une prescription ou un renouvellement de pilule). Oui, mais, à condition de se résigner à ce que chaque année certaines meurent ou subissent un grave problème de santé…

Voir cette vérité en face est le premier pas qui nous acheminera vers des solutions. Dans le contexte actuel de régression des droits des femmes, on peut comprendre la peur de certains devant ces nouvelles revendications contraceptives. On peut concevoir que tout cela soit difficile à entendre ou perçu comme un « doux rêve inatteignable », mais que notre aveuglement ou notre impuissance ne soient pas un prétexte à notre inaction. Écoutons ces femmes et tentons de leur apporter des réponses !

Quel médecin ne serait pas heureux de proposer enfin des contraceptions fiables et sans effets indésirables ? Quel homme ne serait pas fier de pouvoir enfin lui aussi maîtriser sa contraception ou la partager avec ses partenaires ? Quelle mère ou grand-mère ne serait pas comblée que ses descendantes n'aient pas à endurer des souffrances qui ont diminué son épanouissement sexuel ? Alors, pour notre bien-être à tous, mettons de côté nos peurs et cherchons ensemble à construire un futur contraceptif plus respectueux du corps des femmes et de leur sexualité.

II/ Une concertation nationale pour trouver des solutions !

« Voici, selon nous, la réflexion féministe la plus profondément émancipatrice — comprendre que notre oppression est sociale et non biologique. Agir en ce sens, c'est demander plus que le « contrôle de nos propres corps ». C'est exiger, mais aussi lutter pour avoir le contrôle sur les perspectives politiques qui se présentent à nous, et sur toutes les institutions de notre société qui les définissent aujourd'hui. »

Barbara Ehrenreich et Deirdre English,
Fragiles ou contagieuses. Le pouvoir médical et le corps des femmes[19].

Comme l'écrit Martin Luther King dans *La Force d'aimer*: «Tous les progrès sont précaires, et la solution d'un problème nous confronte à un autre problème.» En effet, portés par les progrès médicaux des années 1960, nous avons démocratisé pilules et stérilets, réalisant peut être mal le pas important que nous franchissions: c'était la première fois que nous donnions des médicaments ou que nous implantions des dispositifs médicaux dans le corps de millions d'êtres humains qui ne sont pas malades.

Lors de débats à propos de la désaffection pour la pilule, j'ai souvent entendu des gynécologues s'écrier: «Évidemment que les contraceptions modernes exposent à des effets secondaires, ce sont des dispositifs médicaux!» Or c'est bien là que le bât blesse. Au fond, que reproche la génération «no pilule[20]» aux contraceptions actuelles? Elle leur reproche d'obliger de s'exposer à d'éventuels effets indésirables mais aussi à dépendre du corps médical, donc d'être médicalisées. Qui a procédé à ce choix et y a persisté? Notre société, les pouvoirs publics et gouvernements qui se sont succédé depuis les années 1960. La situation actuelle est le résultat de choix de société que nous pouvons améliorer ou réorienter dès maintenant.

Cependant, nous observons depuis des décennies que rien n'est fait pour sortir du paradigme de la contraception médicalisée, bien au contraire. Bien que nous comprenions de mieux en mieux les subtilités du cycle féminin et l'importance de ne pas bouleverser l'équilibre d'un organisme via l'apport d'hormones synthétiques, c'est comme si la recherche en contraception faisait fi de ces découvertes et fonctionnait au ralenti depuis les années 1970. Seules nouveautés : des patchs, des anneaux vaginaux, des implants et autres DIU hormonaux, qui ne sont que des dérivés des hormones de la pilule mais en application plus locale. Côté contraception masculine, des choses bougent, nous le verrons au chapitre IV, mais les mentalités peinent à évoluer et ces alternatives sont plus souvent raillées ou vues avec méfiance plutôt qu'encouragées.

La politique de santé de l'actuel gouvernement n'échappe pas à la règle et ne prévoit aucune révolution en la matière. Malgré la forte médiatisation, fin 2017, de la désaffection pour la pilule contraceptive, très peu de mesures concernent actuellement la contraception, aucune n'est envisagée pour développer des contraceptions non médicalisées ou sans effets indésirables[21].

Dans le document présentant la « stratégie nationale de santé » pour la période allant de 2018 à 2022, seul un tout petit paragraphe, sur une cinquantaine de pages, est consacré à la contraception (où elle n'est vue qu'à travers son efficacité et l'augmentation des IST[22]). Sur sa « Feuille de route à trois ans de mise en œuvre de la stratégie nationale de santé sexuelle[23] », la ministre de la Santé, Mme Agnès Buzyn, propose vingt-six actions, dont deux totalement consacrées à la contraception, et une en partie :

• « Action n° 10 : Permettre aux Services Universitaires de Médecine Préventive et de Promotion de la Santé (SUMPPS) de pratiquer les consultations de contraception et de prévention, ainsi que le dépistage des IST.

• Action n° 11 : Transformer la consultation longue IST/contraception pour les jeunes filles entre 15 et 18 ans vers une consultation longue « santé sexuelle » au bénéfice de tous les jeunes.

• Action n° 22 : Structurer la recherche en santé sexuelle. [...] Les thématiques de recherche prioritaires identifiées sont [notamment] : évaluer les usages et les politiques de contraception au prisme des changements sociaux. »

Afin d'accélérer le mouvement et d'en faire plus qu'un simple axe de « recherche prioritaire », pourquoi ne pas mettre en place une grande concertation nationale pour la contraception ? Cela se fait régulièrement pour le cancer ou autour d'affections comme la maladie d'Alzheimer, alors pourquoi pas concernant ce sujet qui touche 100 % de la population française (femmes, hommes et enfants, qu'ils soient désirés ou non) ?

Nous pourrions réunir autour de la table utilisateurs, chercheurs, médecins et membres de la société civile pour réfléchir à la façon de développer et rendre accessibles à tous des contraceptions efficaces et sans effets indésirables, mais également masculines.

En quoi cette concertation serait-elle pertinente? me demanderont certains. Je leur répondrai par deux arguments : premièrement, parce que des femmes souffrent ou meurent chaque année de leur contraception, et qu'il est intolérable de le constater sans chercher à agir; deuxièmement, parce que certaines adoptent des conduites à risques ou des contraceptions peu fiables, faute d'alternatives non médicalisées. Il y a donc une vraie demande. Car si certaines sont pleinement satisfaites de leur contraception ou de la palette actuelle des contraceptifs, la réalité c'est qu'une femme qui refuse de s'exposer au risque d'effets indésirables a un choix contraceptif extrêmement limité, voire nul.

La dessinatrice Joy illustre parfaitement ce phénomène avec sa BD: «La vérité sur le choix contraceptif». Elle y montre le désarroi dans lequel sont plongés patientes comme professionnels de santé face à cette nouvelle demande.

LA VÉRITÉ SUR LE CHOIX CONTRACEPTIF

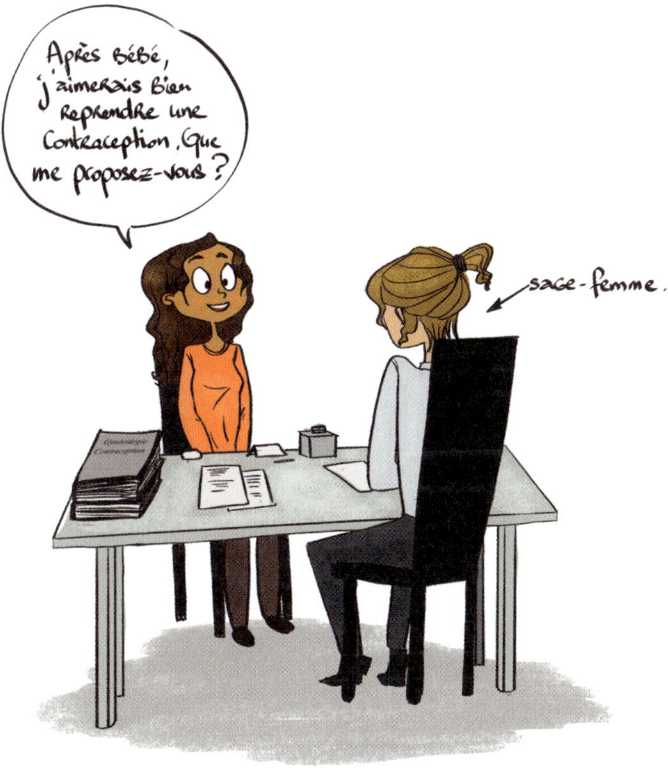
Après bébé, j'aimerais bien reprendre une contraception. Que me proposez-vous ?
sage-femme.

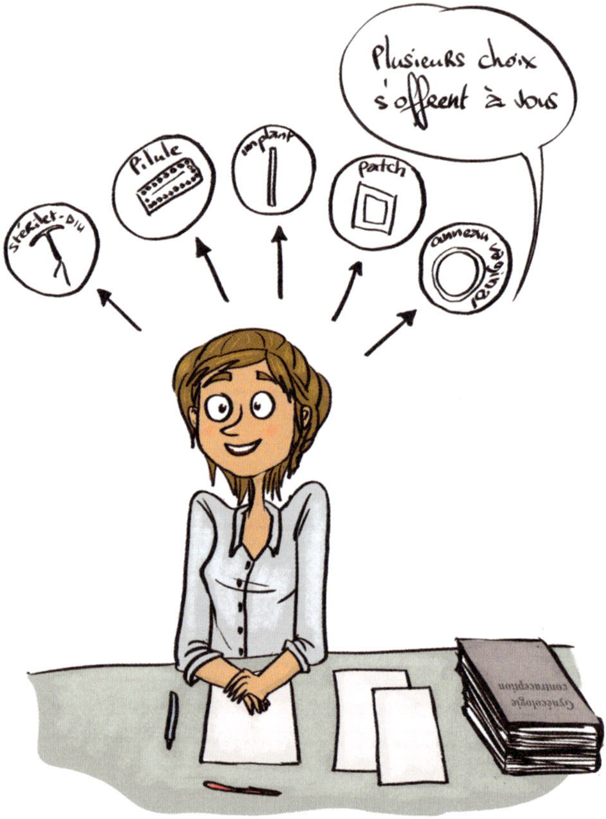
Plusieurs choix s'offrent à vous
stérilet-DIU
pilule
implant
patch
anneau vaginal
Gynécologie contraception

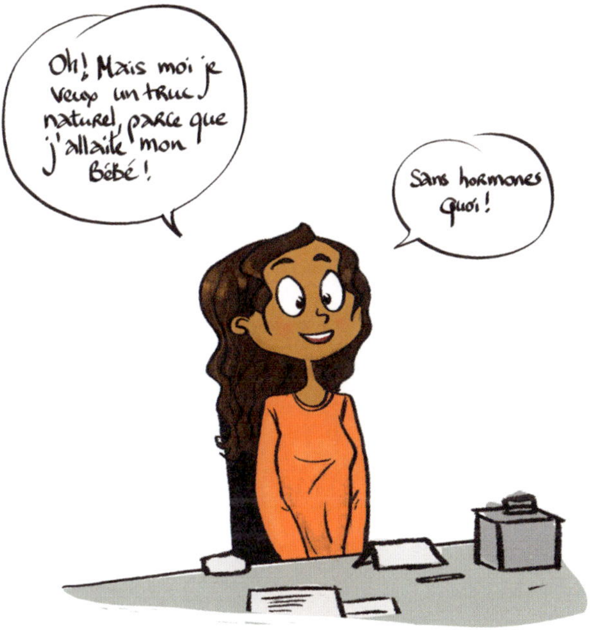
Oh! Mais moi je veux un truc naturel, parce que j'allaite mon Bébé!
Sans hormones quoi!

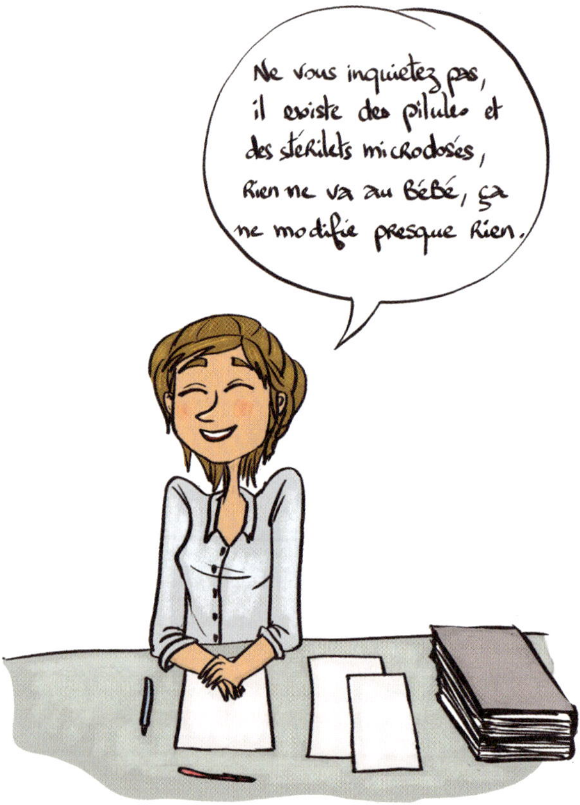
Ne vous inquietez pas, il existe des pilules et des stérilets microdosés, rien ne va au bébé, ça ne modifie presque rien.

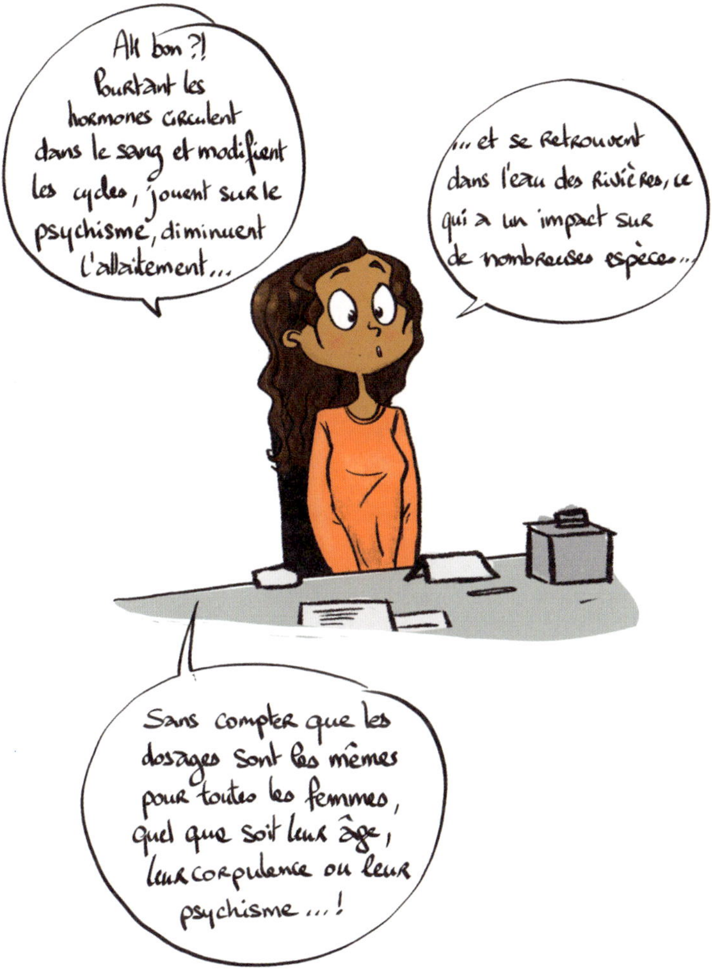
Ah bon ?! Pourtant les hormones circulent dans le sang et modifient les cycles, jouent sur le psychisme, diminuent l'allaitement...
... et se retrouvent dans l'eau des rivières, ce qui a un impact sur de nombreuses espèces...
Sans compter que les dosages sont les mêmes pour toutes les femmes, quel que soit leur âge, leur corpulence ou leur psychisme...!

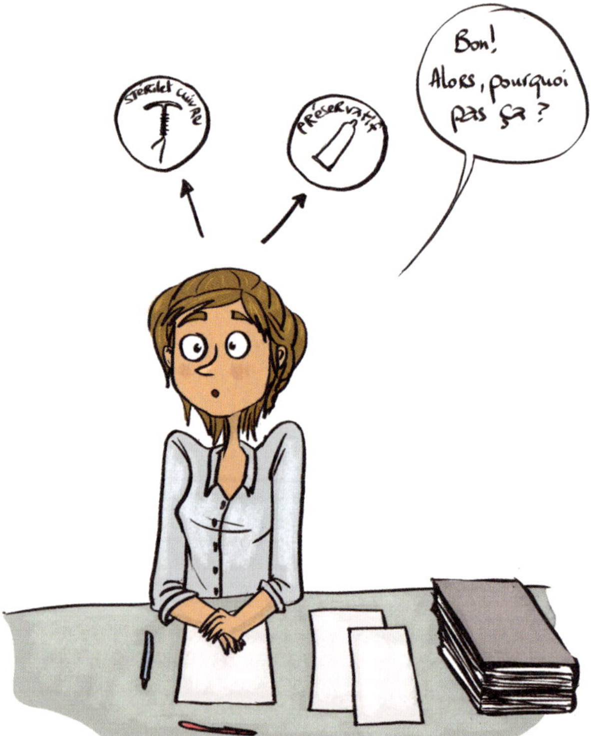
Stérilet cuivre
Préservatif
Bon!
Alors, pourquoi pas ça ?

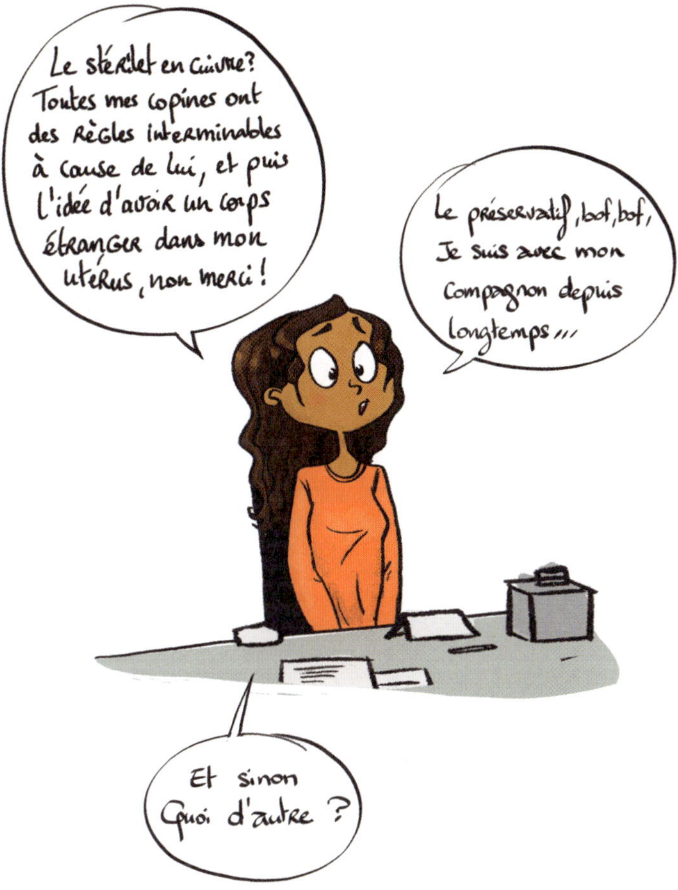
Le stérilet en cuivre? Toutes mes copines ont des règles interminables à cause de lui, et puis l'idée d'avoir un corps étranger dans mon utérus, non merci !
Le préservatif, bof, bof, Je suis avec mon compagnon depuis longtemps...
Et sinon Quoi d'autre ?

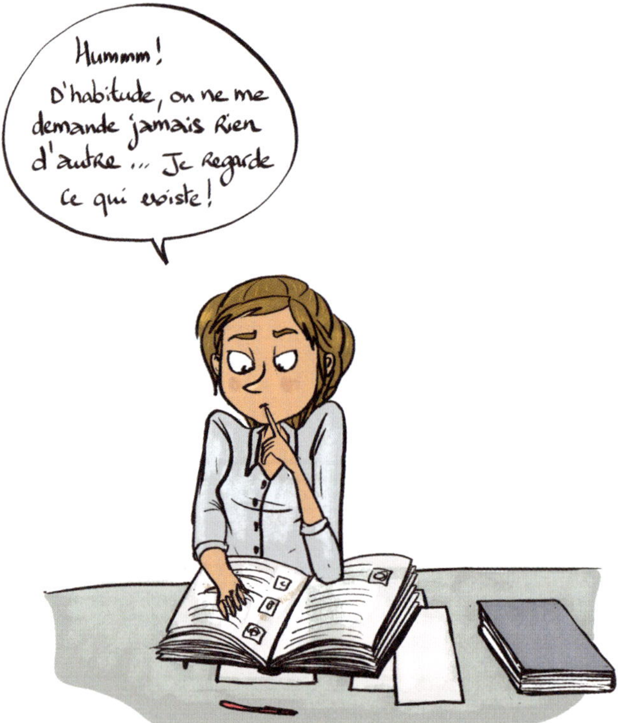
Hummm ! D'habitude, on ne me demande jamais rien d'autre... Je regarde ce qui existe !

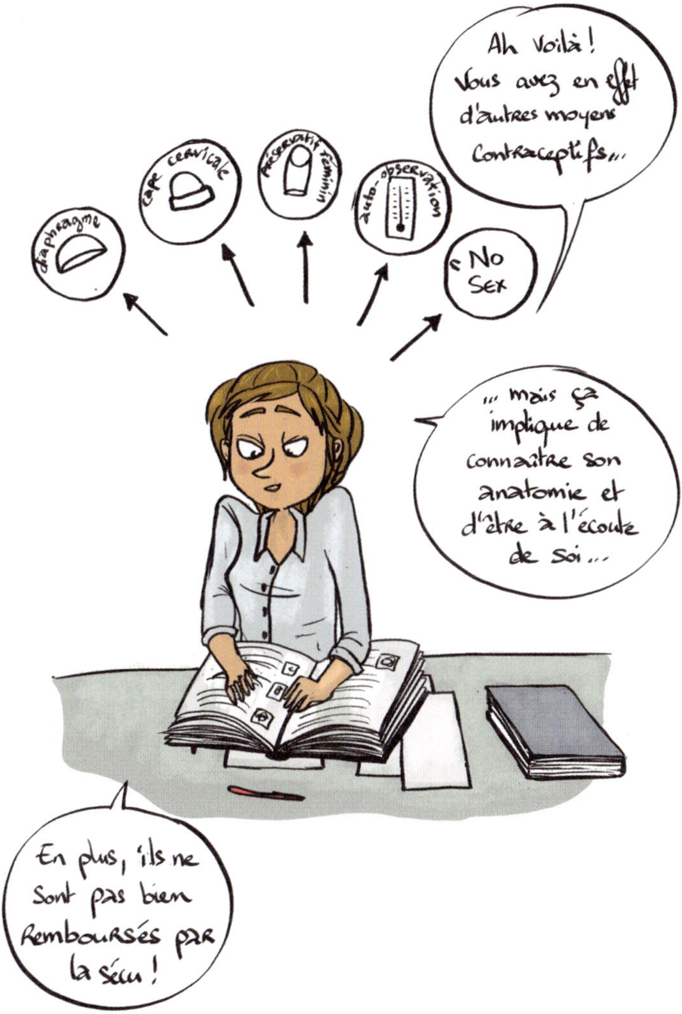
diaphragme
cape cervicale
préservatif féminin
auto-observation
No Sex
Ah voilà ! Vous avez en effet d'autres moyens contraceptifs…
… mais ça implique de connaître son anatomie et d'être à l'écoute de soi…
En plus, ils ne sont pas bien remboursés par la sécu !

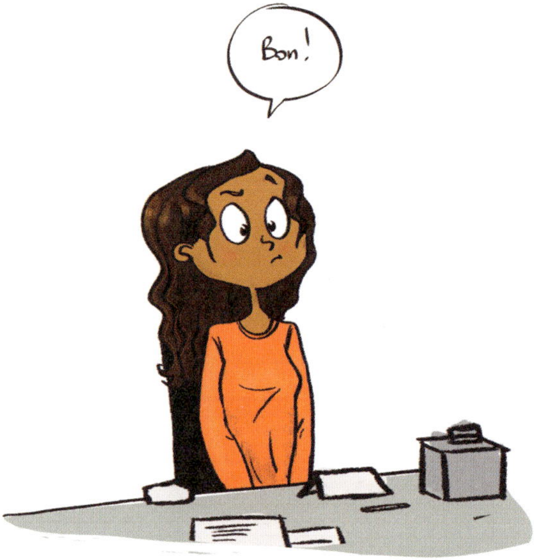
Bon !

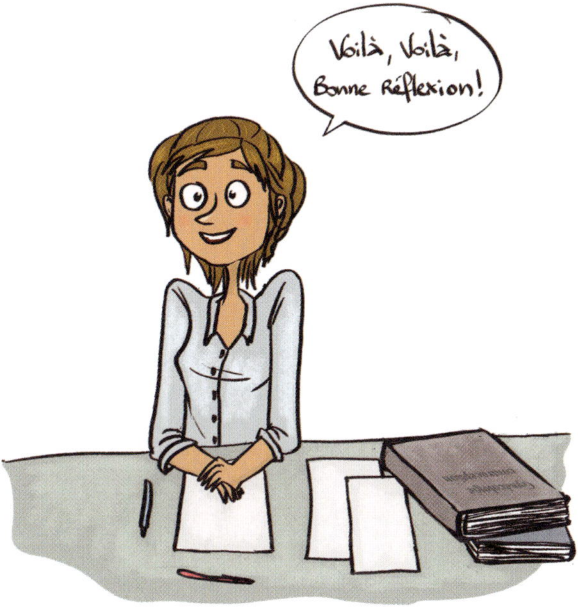
Voilà, Voilà,
Bonne Réflexion!

Avec tout ça, comment voulez-vous
avoir un réel choix éclairé,
les femmes sont en réalité
prisonnières d'un système
où moins elles se connaissent,
moins elles ressentent leurs corps
et plus les labos pharmaceutiques
s'enrichissent, eux !

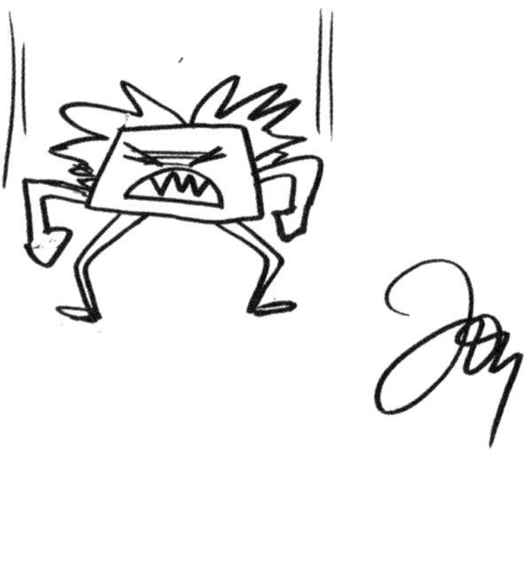

Avec la légalisation de la contraception et les dispositifs médicalisés, nous avons fait avancer la cause des femmes d'un pas de géant. Mais les choix que nous avons faits il y a plusieurs dizaines d'années nécessitent d'être repensés au regard des exigences de confort des générations actuelles et des connaissances scientifiques présentes (notamment quant à l'impact des hormones synthétiques sur la santé).

Une contraception n'est pas seulement là pour protéger des grossesses non désirées, encore doit-elle ne pas nuire à la sexualité, au bien-être corporel et au plaisir. C'est pourquoi je ferai six propositions pour avancer tous ensemble vers une contraception plus sereine et épanouissante.

III/ Six propositions pour une contraception plus sereine et épanouissante

« Ce qui me préoccupe est que nous arrêtions de prendre pour acquis la parole des politiques publiques ou celle des organisations, toute parole qui nous viendrait d'un pouvoir "supérieur". Je préconise que nous écoutions notre instinct, notre propre jugement. [Ce] sont les personnes qui expérimentent les problèmes qui sont les plus aptes à connaître les solutions pour les résoudre. »

Gloria Steinem, journaliste
et féministe américaine[24].

Témoignons, libérons la parole pour faire évoluer les mentalités

À toutes celles qui veulent se battre pour une contraception plus satisfaisante, je propose de ne pas attendre pour agir et de prendre conscience de notre force collective. N'attendons pas que d'autres votent des lois ou prennent des mesures pour « changer le système ». Le système c'est aussi et avant tout nous-mêmes.

Les lois et organisations sociales ne changent que lorsque les mentalités y sont prêtes. Or, pour que les mentalités changent, pour qu'une société entière prenne conscience de ce que vivent les femmes, il est nécessaire que celles-ci parlent de ce qu'elles endurent. Témoigner de nos difficultés contraceptives est donc essentiel. C'est même l'acte le plus simple et le plus rapide à mettre en place pour agir dès maintenant.

Souvenez-vous de l'effarement de beaucoup après la déferlante « MeToo[25] ». Tant d'hommes ont alors découvert que le harcèlement sexuel fait partie du quotidien de leurs compagnes, mères, sœurs ou collègues. De même, il y a quelques années, la plupart des gens ignoraient les scènes d'horreur et les véritables mutilations que vivent certaines femmes en accouchant : désormais plus personne n'ignore ces violences obstétricales et le gouvernement s'est saisi de la question. Si les femmes ne l'avaient pas aussi vivement et massivement verbalisée, cette prise de conscience n'aurait pas eu lieu.

C'est en libérant la parole que les choses bougent ! Alors, au quotidien, n'hésitons plus à parler sans tabous de nos difficultés contraceptives. Échangeons à cœur ouvert avec nos conjoints, médecins et proches. Décrivons les effets secondaires des hormones, les douleurs dues aux DIU, notre ras-le-bol face au manque d'implication des hommes ou les dilemmes auxquels nous sommes confrontées. Disons-les haut et fort si nous voulons que cela change.

Le corps des femmes ne devrait rien avoir de « secondaire ». Le plaisir sexuel des femmes, leur épanouissement sexuel devraient être autant valorisés que ceux des hommes. Oui, nous avons le droit de ne pas accepter de subir une baisse de libido à cause de notre contraception. Oui, nous avons le droit d'en avoir assez des règles abondantes et interminables qui gâchent notre vie sexuelle depuis que nous avons posé ce DIU. Oui, nous avons le droit d'exiger que nos partenaires prennent tout autant que nous leurs responsabilités vis-à-vis des grossesses et de la contraception. Oui, nous avons le droit de ne pas voir nos sexes découpés sans notre consentement lors de notre accouchement… Tout cela participe de la même logique et nous devons comprendre que quelques siècles ou décennies de féminisme n'ont pas suffi à replacer le plaisir sexuel des femmes à sa juste place.

Le vécu corporel féminin, notamment génital, est encore trop souvent ramené à des « problèmes de bonnes femmes », donc « secondaires », « négligeables ». Mettre des mots sur nos maux est le premier pas vers le changement. Osons raconter, échanger et partager ce que nous vivons sans avoir honte.

Je propose de regrouper nos témoignages sur les réseaux sociaux sous le hashtag #PayeTaContraception. Sur Facebook, Twitter, Instagram et partout ailleurs, venez témoigner de vos galères contraceptives et lancez vos propositions pour que cela change.

Chiffrons (sérieusement) les effets indésirables

Pour que les choses changent il faudra en passer par l'action publique, les lois et les budgets. Or toute action publique de santé se base sur des données chiffrées. Nous devrons donc d'abord chiffrer les effets indésirables des contraceptions pour en mesurer l'ampleur, guider l'action des pouvoirs publics et orienter les recommandations aux patientes.

Cela pourrait commencer par améliorer notre système de pharmacovigilance, totalement obsolète et incapable de répondre à sa mission. Le sujet reste assez méconnu du grand public mais il y a en France une sous-déclaration massive des effets indésirables des médicaments. La pharmacovigilance qui permet d'estimer l'effet réel d'un médicament est particulièrement mal effectuée : seuls 1 à 5 % des effets indésirables graves des médicaments[26] sont notifiés[27] (moins de 5 % concernant les effets indésirables bénins). C'est cette faille qui a permis à des médicaments comme le Médiator d'échapper à l'attention des autorités durant de si nombreuses années. Il en va de même pour tous les médicaments, dont les contraceptions médicalisées comme la pilule ou le stérilet.

Quelles sont les causes principales de ces dysfonctionnements ? Premièrement, la plupart des patients ne savent pas qu'ils peuvent eux-mêmes déclarer ces effets. Deuxièmement, de nombreux médecins ne tiennent pas compte de ces déclarations d'effets indésirables[28]. Troisièmement, certains décès dus à des médicaments passent inaperçus et sont classés comme naturels ou inexpliqués (s'agissant des contraceptions hormonales, ce sont les cas de certains décès consécutifs à un AVC ou à une embolie). Enfin, les budgets alloués au traitement des données de pharmacovigilance ne permettent pas d'exploiter correctement lesdites données[29].

Qui plus est, les seules estimations dont nous disposons pour évaluer les effets indésirables des contraceptions sont réalisées d'une manière quelque peu étrange. Par exemple, à la suite du scandale des pilules de 3e et 4e génération et sous les pressions de la lanceuse d'alerte Marion Larat, l'ANSM (Agence nationale de sécurité du médicament et des produits de santé) a dressé en 2013 un bilan chiffré des accidents thromboemboliques[30] ayant lieu chaque année en France chez les femmes sous pilules œstroprogestatives[31] (le type de pilule que prennent environ 80 % des Françaises). Ce bilan chiffré fait aujourd'hui affirmer à certains que « la pilule ne tue chaque année *que* 20 femmes dans l'Hexagone ». La réalité est certainement bien différente. Non seulement les accidents thromboemboliques ne sont qu'*un seul* des effets secondaires graves de ces contraceptions, mais ce calcul sous-estimerait jusqu'à 50 % le nombre réel de victimes.

En effet, ce bilan chiffré de l'ANSM concernant les accidents thromboemboliques :

• Ne concerne que les accidents thromboemboliques en milieu hospitalier et exclut tous ceux ayant lieu à domicile (ce sont pourtant ceux qui ont les conséquences les plus importantes en termes de mortalité car ils sont rarement traités à temps).

• Exclut les AVC, accidents veineux des membres supérieurs et thrombophlébites, soit jusqu'à 45 % du total de ce type d'accidents dus à la pilule[32].

• N'inclut que les accidents sous pilules oestroprogestatives (exclut donc toutes les autres contraceptions oestroprogestatives, comme le patch ou l'anneau).

Face à ce « vide estimatif », j'ai tenu à procéder à une analyse chiffrée des décès et hospitalisations que l'on pourrait imputer chaque année aux contraceptifs hormonaux en France. Est ajouté à cette estimation de l'ANSM le seul autre effet secondaire grave des contraceptions hormonales pour lequel on dispose de données chiffrées sérieuses : le surrisque de cancer du sein. Ce calcul a été effectué avec une toxicologue habituée à l'exercice : Annette Lexa, docteure en toxicologie et toxicologue réglementaire Eurotox, spécialiste de l'évaluation des risques en santé-environnement. Le résultat de cette estimation est forcément partiel mais toutefois intéressant.

Nous obtenons les chiffres suivants : en comptabilisant uniquement les cancers du sein et les accidents thromboemboliques[33], chaque année en France 3 162 femmes subiraient un grave problème de santé à cause de leur contraception hormonale[34], dont 83 décéderaient[35], en hypothèse « très optimiste[36] ». Ainsi, chaque jour dans l'Hexagone, près de 9 femmes subiraient un grave problème de santé à cause de leur contraception hormonale, et 7 en décéderaient chaque mois. Pour comparaison, la maladie de la vache folle aurait fait 200 victimes entre 1992 et 2014 et l'on n'hésite pas à qualifier cela de « scandale ».

« Mais les contraceptions hormonales permettent de réduire d'autres cancers et maladies ! » répondent nombre de professionnels. Certes. Mais comme le rappelle la toxicologue avec qui j'ai réalisé ce calcul : « La patiente A qui déclenche un cancer du sein sous pilule n'est pas forcément celle qui évite un cancer des ovaires. Que la patiente B ait été protégée d'un autre type de cancer n'empêche en rien son cancer du sein à elle. Ainsi, un surrisque de cancer du sein n'est jamais "compensé" par un sous-risque d'un autre cancer. Les victimes sont bien réelles et non interchangeables comme dans un raisonnement purement mathématique. »

De même, dire que tous ces effets secondaires graves des contraceptions sont compensés par le nombre de décès en couches évités est trompeur. Cela revient à dire : « Pas de contraception hormonale égale forcément grossesse. » Or il existe des moyens de contraception non hormonaux très efficaces comme le DIU cuivre, le préservatif parfaitement employé ou certaines méthodes masculines.

Ainsi, pour Annette Lexa, ce calcul auquel nous avons procédé pourrait tout à fait être pratiqué par les instances de santé pour décider d'orienter nos politiques contraceptives vers des dispositifs présentant moins d'effets secondaires[37]. En effet, en toxicologie[38], dans la démarche dite « EQRS » (Évaluation Quantitative du Risque Sanitaire), internationalement reconnue, le seuil au-dessus duquel on considère le risque inacceptable pour une substance cancérigène est fixé à 1 excès de risque de cancer pour 100 000 personnes. On pourrait donc « tout à fait appliquer cette méthode d'évaluation du risque et considérer l'excès de risque de cancer du sein de 1 pour 7 690 comme totalement inacceptable. Les médecins ne considèrent pas le risque dans les mêmes termes en effectuant ce qu'ils appellent la balance bénéfice-risque. Or, comme il s'agit en ce cas de jeunes femmes initialement en parfaite santé et qu'il existe d'autres contraceptions moins risquées, le calcul de la balance bénéfice-risque est extrêmement complexe. Seules les autorités sanitaires pourraient faire ce genre de travail si elles se saisissaient de la question ».

En attendant, chaque année des femmes et leurs familles subissent ces drames dans l'indifférence générale. Combien de victimes faudra-t-il encore avant que nos sociétés ne se mettent sérieusement à développer et à promouvoir des contraceptifs qui n'obligent pas à s'exposer à ces risques graves ? Qu'une femme meurt de sa contraception est inacceptable et cela ne tolère aucune discussion.

Sur la question des effets secondaires dits « bénins », j'enjoins les femmes de se manifester. Mesdames, n'hésitez pas à signaler vous-même tout effet secondaire indésirable que vous suspectez d'être lié à votre contraceptif. Vous n'avez pas besoin de passer par votre médecin, il vous suffit de vous rendre sur le site de l'ANSM[39], de cliquer sur le lien de votre centre régional de pharmacovigilance, d'aller sur l'onglet « Déclaration d'effet indésirable » et de remplir le formulaire prévu à cet effet, puis de l'envoyer au dit centre ou à l'adresse mail spécifiée. Vous pouvez également signaler via le site Signalement Santé.gouv.fr[40]. Cette procédure peut être suivie y compris concernant des effets indésirables mentionnés sur la notice, ou plusieurs mois après la survenue d'un effet secondaire, et même si ce dernier n'a pas été médicalement attesté[41].

Mettons fin aux menaces envers le droit à l'avortement

En France, 65 % des IVG se produisent chez des femmes sous contraception. Aucune contraception n'est efficace à 100 %, il est donc crucial de permettre à toutes les femmes d'accéder à l'IVG, sans jugement ni entrave. Or, aujourd'hui, malgré un taux d'IVG stable, des centres ferment, les délais s'allongent et la clause de conscience spécifique à l'IVG aggrave les choses en donnant accès à ce métier à des médecins qui sont en réalité contre l'IVG et qui renâclent parfois à renvoyer vers un confrère à la suite de leur refus.

Dans ses recommandations publiées en janvier 2017[42], le Haut Conseil à l'Égalité préconise de supprimer la « double » clause de conscience spécifique à l'IVG (déjà accordée de manière générale à tout le personnel soignant pour l'ensemble des actes médicaux), de mettre en place un moratoire sur la fermeture des centres IVG[43] et la suppression de la forfaitisation de l'IVG, afin d'en faire un acte médical comme un autre, avec remboursement des actes médicaux associés (échographie, analyses biologiques, etc.). Malheureusement, ces recommandations restent de simples conseils et certaines sont évoquées depuis des années sans jamais se transformer en actes.

Afin de mettre fin à toutes ces menaces qui commencent à grignoter sérieusement sur notre droit à l'avortement, nous proposons :

- D'allouer dès maintenant des budgets plus importants à tous les établissements pratiquant l'IVG.
- De mieux former les médecins à ces actes durant leurs études (de moins en moins d'étudiants choisissent cette spécialité, une baisse du nombre de gynécologues obstétriciens est donc prévue dans les années à venir et certains territoires risquent de ne plus être en mesure d'offrir aux femmes les moyens de mettre fin à une grossesse non désirée ou de choisir entre méthode médicamenteuse ou par aspiration).
- De mieux rémunérer les médecins pratiquant ces actes afin de ne pas les stigmatiser ou leur faire préférer d'autres filières uniquement pour des raisons financières.

En plus d'être absolument et humainement nécessaire, un droit à l'IVG définitivement acquis permettrait également aux femmes d'être plus sereines concernant leurs choix contraceptifs.

Cessons de stigmatiser la stérilisation volontaire

La stérilisation (volontaire ou forcée) est le premier moyen de contraception au monde. Dans des pays comme le Canada — où le partage de la contraception dans le couple est devenu la norme — un médecin pratique autant de vasectomies en une année que l'ensemble des praticiens français sur une année[44]. En France, la stérilisation à visée contraceptive reste marginale : seulement 4 % des femmes et 0,3 % des hommes l'ont choisie (soit 35 000 stérilisations féminines et 2 000 masculines chaque année[45]). Pour l'Ined, cette exception française s'explique par « un contexte nataliste encore prégnant[46] ».

En effet, de nombreuses Françaises se voient refuser la stérilisation définitive alors que c'est une décision qu'elles prennent en toute conscience. Parce qu'elles ne veulent pas ou plus d'enfants, ou parce qu'elles en ont assez des effets indésirables des différents contraceptifs, certaines décident de mettre un terme définitif à leur parcours contraceptif. Mais de nombreux médecins français leur refusent ce droit, estimant qu'elles pourraient le regretter, qu'elles sont trop jeunes ou que cela relève plus d'une amputation que d'un choix de vie. Certains, en toute illégalité et dans un élan de paternalisme extrême, vont jusqu'à demander à leur patiente une autorisation écrite du conjoint !

D'ailleurs, il y a encore dix-sept ans en France la stérilisation était considérée comme un « acte de mutilation». Ce n'est que depuis la loi Aubry de juillet 2001 que toute personne majeure, avec ou sans enfant, peut accéder à la contraception définitive par ligature des trompes ou vasectomie. Malgré cette avancée, certaines doivent encore aujourd'hui supplier, ou convaincre un médecin pour appliquer ce droit.

Nous invitons donc particuliers comme professionnels à reconsidérer leur vision de la contraception définitive et des raisons qui poussent à ce choix. Laurence Charton, sociodémographe, chercheuse en changements familiaux, reproduction et contraception à l'Institut national de la recherche scientifique de Québec, a publié plusieurs articles passionnants à ce sujet, dont un dans lequel elle explique les différentes motivations de ceux qui se font stériliser[47]. D'après ses recherches, trois raisons principales mènent à la stérilisation volontaire :

- La femme ou l'homme considère que ce n'est plus le «bon temps» pour être parent (âge considéré comme trop avancé).
- Une éventuelle grossesse serait à risque pour la maman ou l'enfant.
- C'est une façon de mieux gérer les inégalités femmes/hommes dans la gestion de la contraception. Voire d'y mettre un terme.

La chercheuse explique aussi que des femmes envisagent cette solution à la suite d'échecs contraceptifs répétés ayant mené à des grossesses non désirées ou à des IVG. Elle évoque également ces couples où la femme opte pour la stérilisation parce qu'elle subit une situation extrêmement inégalitaire au sein de son foyer. Certaines sont débordées par les tâches domestiques qu'elles gèrent seules et veulent se protéger de la « tentation » d'une nouvelle grossesse. D'autres le font parce que leur conjoint menace de les quitter si elles tombent de nouveau enceintes.

Pour Laurence Charton, il y a donc clairement un « malaise inhérent à la pratique contraceptive moderne », où le choix de la stérilisation est parfois dicté par « le manque d'options de remplacement » ou parce que les méthodes actuelles ne conviennent plus, ou pas, à cause de leurs inconvénients. Un argument de plus pour nous inciter à développer notre « arsenal contraceptif » de dispositifs sans effets indésirables.

Enfin, Laurence Charton pose une question intéressante : étant donné que la stérilisation ne rapporte pas d'argent à l'industrie pharmaceutique, se peut-il qu'elle soit dépréciée parce qu'elle « échappe à la logique marchande » ? Une interrogation intéressante qui interpelle notre dépendance à l'industrie en matière de contraception.

Quoi qu'il en soit, afin d'améliorer l'accès à la stérilisation volontaire, féminine comme masculine, nous invitons les médecins français à :

- Entendre le désarroi de leurs patientes et patients.

• Prendre connaissance du faible taux de regret constaté après un tel acte (évalué à 5 % [48] et ce particulièrement après 40 ans).

• Ne pas oublier d'évoquer la stérilisation masculine et inviter les femmes à discuter de cette possibilité avec leur conjoint.

• S'informer en profondeur sur les contraceptions non médicalisées qui pourraient éventuellement intéresser leurs patients qui font ce choix par ras-le-bol des effets indésirables contraceptifs.

Qu'on se le dise : la stérilisation volontaire est autorisée à partir de 18 ans sans condition d'âge, de nombre d'enfants ou de statut marital, et tout médecin qui refuse de la pratiquer doit en informer son patient et l'orienter vers un autre médecin qui la pratique[49].

Nous proposons également d'encourager les recherches scientifiques visant à développer des dispositifs de stérilisation réversibles — féminins comme masculins — et à les tester suffisamment avant leur mise sur le marché (afin d'éviter de reproduire le cas du dispositif de stérilisation féminine tubaire Essure®[50]).

Protégeons l'indépendance de nos médecins et chercheurs

Actuellement, seules les contraceptions médicalisées et qui rapportent de l'argent aux industriels sont largement promues et encouragées. Les autres possibilités contraceptives, dans leur ensemble, sont considérées comme secondaires, voire sont carrément délaissées. Or cette situation n'est peut-être pas le fruit du hasard… En effet, de sa formation initiale à ses travaux de recherche, en passant par l'information qu'il reçoit tout au long de sa carrière, un médecin français est sans cesse exposé à l'influence de l'industrie pharmaceutique.

Pour commencer, en 2017 encore, aucune faculté de médecine en France n'encadrait clairement la relation entre étudiants et firmes pharmaceutiques[51]. Selon l'association Formindep, qui œuvre pour une formation médicale indépendante, «les conflits d'intérêts sont encore monnaie courante au sein des facultés» et «la plupart des enseignants ont des liens d'intérêt avec l'industrie». Cette influence s'exerce à travers «des publicités présentes dans les manuels d'enseignement» ou «des documents présentés comme éducatifs fournis par les industriels». La majorité des étudiants seraient fréquemment «exposés à des contacts avec les visiteurs médicaux», «des cadeaux», des «repas offerts» ou des «exposés présentés par les firmes». Or, des travaux de recherche montrent clairement que les étudiants en médecine sont «influencés par ces procédés, même s'ils pensent que ce n'est pas le cas[52]».

En 2016, le Formindep a donné un grand coup de pied dans la fourmilière en créant un classement annuel sur l'indépendance des facultés françaises de médecine vis-à-vis de l'industrie; cependant, le classement 2018 a montré des résultats médiocres.

Vingt-huit des trente-sept établissements français ont adopté une charte éthique et déontologique mais certains ont adopté la charte « dans un but de gain d'image et non de changement de pratiques et de mentalité ». Pour Paul Scheffer (docteur en sciences de l'éducation et membre actif du Formindep, qui réalise chaque année ce classement), « la prochaine étape est que ces engagements se traduisent en actes » et il est toutefois réjouissant de constater que les « futures générations de soignants » sont plus impliquées que leurs aînés[53].

Deuxième problématique à creuser, la recherche médicale est aujourd'hui dans un état inquiétant. En quarante ans, la France, premier pays producteur de médicaments de l'Union européenne, est passée de la 3e à la 15e place mondiale en matière de dépense intérieure pour la recherche et le développement par rapport à son PIB. Alors que l'industrie de la santé réalise plus de 65 milliards de chiffre d'affaires, nos chercheurs sont de plus en plus précarisés et obligés de se tourner vers le privé pour financer leurs travaux. Des conflits d'intérêts ont été dénoncés en 2016 par la Cour des comptes, qui a exhorté les administrations à intervenir de manière « plus affirmée » afin de « poursuivre jusqu'à son terme la politique d'assainissement des liens financiers qui existent entre l'industrie et les professionnels de santé[54] ».

En effet, depuis que les États — et particulièrement l'État français — ferment les vannes des crédits alloués à la recherche, les financements privés prennent la main. Le phénomène est global. Aux États-Unis aujourd'hui, près de 75 % des financements d'essais cliniques proviennent d'entreprises ou de fonds privés. En conséquence, la science aujourd'hui financée est surtout celle qui a une application commerciale. Comme le résumait en 2010 le *Journal of the American Medical Association*, nous sommes désormais dans « une situation où la préservation des parts de marché l'a apparemment emporté sur les préoccupations concernant le risque potentiel de nuire au patient[55] ».

Ainsi, si nous voulons changer de paradigme contraceptif, il apparaît évident de consacrer des fonds publics à la recherche, notamment fondamentale[56], et de soutenir financièrement les scientifiques et chercheurs qui souhaitent améliorer ou développer des contraceptions qui n'ont pas forcément d'applications commerciales.

Enfin, en plus d'avoir de l'influence sur les étudiants en médecine et les chercheurs, il faut savoir que l'industrie est également omniprésente dans la formation continue assurée aux médecins. Aussi nombre de gynécologues ou de sages-femmes ne sont tout bonnement pas au courant de l'existence de certains moyens de contraception et des études scientifiques établissant leur taux d'efficacité (méthodes de contraception masculines ou méthodes modernes d'observation du cycle comme la symptothermie).

Ne mettant à jour leur savoir qu'à l'occasion des congrès, colloques ou formations, dans lesquels l'industrie est omniprésente, ils ne connaissent que les contraceptions que l'industrie elle-même met en avant. Comme le rappelle le Formindep, la formation médicale continue reste « financée à 98 % par l'industrie pharmaceutique » et les médecins se voient ainsi « contraints de se "former" à partir de discours marketing des firmes[57] ».

Afin de voir émerger des contraceptions différentes et de faire passer l'intérêt des patients avant les bilans financiers des firmes, nous proposons plusieurs mesures visant à préserver l'indépendance de nos médecins, futurs médecins et chercheurs[58] :

• La mise en application sérieuse de politiques de gestion et de limitation des conflits d'intérêts dans les facultés de médecine.

• La création de budgets publics à la recherche, notamment fondamentale, en contraception.

• L'interdiction d'accréditer comme organismes de formation médicale continue toute entité liée à ou en partie financée par l'industrie pharmaceutique.

• La publication de l'ensemble des données brutes des essais cliniques. La transparence totale des liens d'intérêts des experts (auteurs scientifiques, experts externes ou internes aux agences) et l'interdiction du *ghostwriting*[59].

• L'interdiction pour les directeurs des agences sanitaires et des organismes de santé publique d'entretenir des liens d'intérêts dans les années qui précèdent leur prise de fonction et l'interdiction pour les partis liés aux firmes de participer de quelque façon aux décisions.

• L'interdiction aux associations de patients recevant des financements industriels de participer aux groupes de travail de la Haute Autorité de Santé et des agences de santé.

• La transparence financière de la presse médicale professionnelle et scientifique.

Ces sept mesures nous paraissent prioritaires mais ce ne sont pas les seules à prendre. Comme le résume le docteur Marcia Angell (ancienne rédactrice en chef du *New England Journal of Medicine*) : « Tant de réformes seraient nécessaires pour rétablir l'intégrité dans la recherche clinique et la pratique médicale qu'elles ne peuvent être résumées brièvement. [Il est] clairement nécessaire que le corps médical renonce presque entièrement à l'argent de l'industrie [et cela] demandera plus que la création de commissions et autres gesticulations. [Si] le corps médical ne met pas fin à cette corruption volontairement, il perdra la confiance du public...[60] ».

Dé-misogynisons la gynécologie !

Oui, vous avez bien lu : il faut « dé-misogyniser la gynécologie ». Pourquoi ? Parce que c'est une discipline médicale qui hérite d'un lourd passif et dont l'état d'esprit participe encore aujourd'hui du contrôle de la sexualité des femmes. Paternalisme, manque d'écoute, jugements, minimisation des souffrances, anatomies palpées, évaluées et définies comme conformes ou non à « la norme »… Les sexes et le corps des femmes sont encore loin d'être aussi libres qu'on l'imagine. Or, c'est précisément en cabinet de gynécologie que la majorité des femmes s'informent et se font prescrire les contraceptifs qui leur « permettent » une sexualité. Il est donc vital que la gynécologie procède à son *aggiornamento*[61].

Assez récente, la gynécologie s'est développée au XVIe siècle avec l'apparition en Europe des premiers manuels destinés aux sages-femmes, mais globalement, jusqu'au XVIIIe siècle, les soins aux femmes étaient dispensés exclusivement par d'autres femmes car jugés trop « déshonorants » pour les hommes. Cette étrange « mise à distance » du médecin gynécologue à l'égard de ses patientes résonne parfaitement avec la racine étymologique du mot « gynécologie », qui signifie « discours sur la femme[62] ». Comme l'explique la sociologue Marilène Vuille dans l'*Encyclopédie critique du genre*[63] : « Loin de n'être qu'un savoir diagnostique et thérapeutique sur les maladies des organes génitaux féminins, [la gynécologie] est un discours sur une "nature féminine", conçue comme indissociablement anatomique, psychologique et morale. Sa thérapeutique, médicale et chirurgicale, porte l'empreinte de cette construction socioculturelle de la "nature féminine". » D'ailleurs, la gynécologie émergera parallèlement à l'anthropologie. C'est donc à l'image des anthropologues partant visiter des contrées lointaines que les gynécologues partirent explorer le « continent noir » des femmes.

La toute première trace d'une contraception remonte à 1825 avant notre ère, chez les Égyptiens, qui mélangeaient des excréments de crocodile et du lait caillé pour les appliquer sur le col de l'utérus. Viennent ensuite les mâles grecs du VIe siècle, qui dissertaient dans de longs traités de gynécologie sans pratiquer sur le terrain. Puis ce fut le temps des « sorcières » et autres « bonnes femmes » de la campagne, qui furent exterminées sous l'Inquisition au XIIIe siècle. Au même moment naissait une médecine masculine de la classe dominante, qui exerçait sous les auspices de l'Église et qui interdit aux femmes et aux sages-femmes de l'époque l'accès aux études universitaires et à l'exercice légal de la médecine. C'est ainsi qu'au XVIIe siècle les barbiers chirurgiens[64] et leurs outils barbares (dont notre cher Ambroise Paré !) remplacèrent progressivement les sages-femmes, accusées de propager de mauvaises pratiques. Enfin, terminons en beauté avec l'américain James Marion Sims, « père de la gynécologie moderne » et inventeur du spéculum, qui s'exerçait dans les années 1840 en torturant des femmes noires esclaves[65].

Dans *Sorcières, sages-femmes et infirmières*[66], les écrivaines et militantes féministes Barbara Ehrenreich et Deirdre English rappellent à quel point le savoir des femmes sur leur propre corps leur a été confisqué au fil des siècles, au cours d'une véritable guerre des sexes au profit des hommes blancs des classes supérieures : « Pendant des siècles les femmes furent des médecins sans diplômes, interdites d'accès aux livres et aux cours, apprenant les unes des autres, et se transmettant leur expérience de voisine à voisine et de mère à fille. Elles étaient appelées “bonnes femmes” par le peuple, sorcières ou charlatans par les autorités. [Elles développèrent pourtant] une compréhension approfondie des os, des muscles, des plantes et des médicaments, alors que les médecins tiraient encore leurs diagnostics de l'astrologie [et] que leurs remèdes étaient fatals ou aggravaient l'état du malade. Pratiquement mises hors-la-loi, il ne leur est resté que la fonction d'infirmière. » Pour les deux autrices, l'exercice de la médecine fait d'ailleurs « partie de notre héritage en tant que femmes, de notre histoire, de nos droits fondamentaux » et « chaque effort en vue de s'approprier et de partager la connaissance médicale » constitue une part cruciale de la lutte féministe.

Comme le résume un brillant mémoire de Coline Gineste, ancienne étudiante en master Éthique du soin et recherche de l'université Toulouse-Jean Jaurès[67] : « La gynécologie a permis de libérer la sexualité féminine du poids de la maternité notamment grâce à la contraception, pourtant c'est désormais cette même contraception qui devient un organe de contrôle qui empêche que la liberté ne soit totale. [...] La gynécologie s'est érigée en discours normatif et restrictif sur la sexualité féminine [et] ce sont en fait des mensonges, et pas simplement des erreurs, qui sont répandus voire organisés sur la contraception, pour forcer à une sexualité soucieuse, responsable et contrôlée des personnes de sexe féminin. [Il arrive donc qu'en cabinet de gynécologie] l'argument moral se substitue à la réflexion médicale. »

Spectatrices plutôt qu'actrices de leur vie génitale, les femmes sont depuis toujours écartées et dépossédées des investigations et des décisions qui les concernent. Jusqu'il y a encore moins d'un siècle, elles étaient considérées comme de passives ignorantes auxquelles les hommes apportaient leurs doctes conseils. Le Haut Conseil à l'Égalité lui-même le reconnaît : « Les actes sexistes durant le suivi gynécologique et obstétrical [...] s'inscrivent dans l'histoire de la médecine gynécologique et obstétricale [qui est] traversée par la volonté de contrôler le corps des femmes (sexualité et capacité à enfanter)[68]. »

Ainsi, certaines données ou pratiques médicales que nous considérons encore aujourd'hui comme valables sont nées de considérations sexistes et dans un contexte où l'on « pose un regard sur la femme » sans réellement la considérer. Tout cela pèse sur nos contemporaines, leur sexualité et la vision qu'elles ont d'elles-mêmes.

D'ailleurs en 2018 en France, le sexe des femmes est encore « religieusement » vérifié chaque année à travers des examens dont l'inanité est prouvée. De manière plus inquiétante encore, c'est presque chaque phénomène physiologique normal chez la femme qui est vu comme une maladie à traiter ou un phénomène à surveiller. Pilule dès l'adolescence pour « régulariser le cycle », examens gynécologiques qui obligent à se dévêtir totalement et à exposer son intimité « juste pour vérifier que tout va bien », accouchements inutilement hypermédicalisés et formatés à la convenance des médecins au mépris du confort de la patiente, ménopause traitée comme une affreuse maladie, pression exercée pour le dépistage du cancer du sein dès 40 ans… Tout cela instille insidieusement l'idée d'un corps féminin forcément défaillant, ingérable, incapable… Nos contraceptions modernes médicalisées n'échappent pas à cet état d'esprit. Favorisant l'efficacité au détriment du confort ou de la physiologie des utilisatrices et obligeant les femmes à dépendre du corps médical pour avoir une sexualité, elles sont directement issues de ces traditions misogynes et interventionnistes.

Nous devons donc aujourd'hui dé-misogyniser la gynécologie afin d'en faire une discipline au service de la sexualité et du confort sexuel des femmes et non le domaine où une autorité médicale s'exerce sur cette sexualité. Afin de nous débarrasser une bonne fois pour toutes des derniers relents de misogynie qui infusent encore dans la gynécologie française, nous proposons :

• **D'en finir avec les déshabillages, palpations des seins et touchers vaginaux systématiques lors des consultations pour une demande de contraception**. Ces examens sont mal vécus par de nombreuses femmes mais surtout ne sont pas justifiés médicalement. Concernant les touchers vaginaux systématiques par exemple, le Collège américain des Médecins a affirmé en 2014 que ce type de pratique présentait plus de risques que d'avantages pour des patientes qui ne viennent pas consulter pour une pathologie (aucun impact sur les taux de morbidité et mortalité liés aux cancers des ovaires mais des patientes qui risquent de ne pas revenir en consultation parce qu'elles sont gênées par ces pratiques[69]).

Comme le rappelle Marie-Hélène Lahaye[70], juriste, militante féministe et spécialiste des violences gynécologiques et obstétricales, voici les recommandations médicales actuelles à propos des examens gynécologiques :

« 1. Un examen gynécologique n'est JAMAIS obligatoire. Il est fait à la demande de la femme.

2. Aucun examen gynécologique n'est nécessaire pour prescrire une pilule contraceptive.

3. Le dépistage du cancer du col (frottis) n'est utile qu'à partir de 25 ans, et tous les 3 ans[71].

4. L'examen gynécologique n'est utile que si la femme consulte pour des symptômes qu'elle pense liés à ses organes génitaux.

5. L'examen des seins n'est utile qu'à partir de 50 ans. Avant, aucune raison de se faire tripoter si aucun symptôme, antécédent familial, etc.[72]

6. Tout examen gynécologique doit se faire après avoir donné son consentement.

7. Le gynécologue ne peut exercer aucun chantage ou aucune pression pour vous examiner en échange d'une prescription de pilule.

8. Si un gynécologue ne respecte pas ces principes, ne vous écoute pas, ne répond pas à vos questions, vous maltraite, levez-vous et partez sans payer. »

Les femmes qui viennent consulter pour une demande de contraception ne sont pas malades et ne doivent donc pas, *a priori*, être considérées et traitées comme telles. Elles n'ont pas à se soumettre à des rituels inutiles en échange d'une prescription de contraception.

• **De s'inspirer des consultations de gynécologie à l'anglaise pour mieux informer les femmes et rendre l'examen gynécologique moins incommodant**. En Grande-Bretagne, lors d'une consultation pour une première contraception, le médecin a l'obligation de présenter à sa patiente l'ensemble des contraceptions disponibles avec leurs avantages et leurs inconvénients (y compris la vasectomie, les méthodes d'observations du cycle ou les méthodes barrières comme le diaphragme[73]). De même, les médecins n'hésitent pas à poser des DIU sur des patientes sans enfants, comme l'autorisent les recommandations internationales. Le tout avec des pratiques les plus douces et respectueuses possibles de la patiente et de son intimité (position d'examen « à l'anglaise » où la patiente se positionne sur le côté et garde son T-shirt, les hanches recouvertes d'un drap et non toutes jambes écartées, le sexe offert).

• **Arrêter de banaliser la prescription de contraceptifs hormonaux pour des raisons purement esthétiques.** On sait que les enfants et adolescents sont particulièrement sensibles aux effets néfastes des hormones de synthèse, pourtant il n'est pas rare de voir des filles de 13 ans se faire prescrire des pilules contraceptives dans l'unique but de réduire leur acné. Il a été établi que le risque de cancer du sein est plus élevé chez les femmes ayant pris la pilule très jeune et les pilules 3e et 4e générations souvent prescrites en pareil cas doublent le risque d'accident thromboembolique (thrombose, embolie pulmonaire, etc.) par rapport aux pilules de 2e génération. Ce type de prescription favorise également des états de dépendance médicamenteuse : quand certaines ne souhaitent plus prendre la pilule elles continuent de le faire parce que leur acné revient dès qu'elles l'arrêtent. Au regard de cette disproportion entre les bénéfices et les risques, nous appelons patientes, parents et prescripteurs à s'interroger sur cette banalisation des hormones de synthèse chez les très jeunes femmes. Ces patientes devraient savoir que la pilule ne règle pas la cause de l'acné mais se contente de la masquer et qu'il existe d'autres traitements moins dangereux, comme ceux prescrits aux garçons.

• **De redonner aux sages-femmes la place qu'elles méritent.** Les sages-femmes (mais aussi les généralistes) peuvent prendre en charge les consultations de demande de contraception afin de laisser aux gynécologues médicaux plus de temps à consacrer aux patientes présentant des pathologies. Les gynécologues sont débordés, les patientes doivent trop souvent patienter de longs mois avant une consultation souvent trop rapide et sans réel échange. Les sages-femmes sont tout à fait aptes à remplir ce rôle et de nombreuses patientes sont tout à fait satisfaites de ce type de suivi en contraception. Encore faudrait-il que ce rôle soit accepté et cette profession globalement valorisée à sa juste dimension.

• **De réaliser systématiquement (et rembourser à 100 %) le test sanguin** permettant de détecter les mutations génétiques d'hypercoagulabilité qui sont des contre-indications absolues à la prise de contraceptions oestroprogestatives. Ces mutations touchent environ 10 % des femmes et ce simple test permettrait d'éviter de nombreux drames ; or, il est encore aujourd'hui très peu prescrit.

• **D'encourager et de développer les pratiques d'autogynécologie et de *self-help*[74] afin de permettre**

aux femmes de se réapproprier leurs corps et d'en finir avec cette idée selon laquelle leur corps est forcément « compliqué » ou qu'elles doivent faire appel à un professionnel pour le comprendre. L'autogynécologie consiste à donner aux femmes les outils pour explorer et apprendre comment fonctionne leur corps dans sa dimension génitale (cycles, menstruations, accouchement, ovulation, anatomie de la vulve et du clitoris, etc.). Cela peut passer par l'autoexamen chez soi ou en groupe, des groupes de parole ou la distribution d'outils comme le spéculum[75].

Nous déplorons de constater que ce que nous demandons ici a déjà été réclamé dans les années 1960 par les militantes du Mouvement pour la Liberté de l'Avortement et de la Contraception, mais gageons que la nouvelle génération de médecins saura se saisir de ce défi[76].

Quoi qu'il en soit, de leur côté les nouvelles générations n'attendent pas passivement cet *aggiornamento* gynécologique. À travers le *self-help* ou la réhabilitation de la figure de la femme-soignante (alias « sorcière », stigmatisée pour avoir été une femme indépendante, de pouvoir et qui prétendait contrôler sa fécondité[77]), elles se réapproprient activement cette médecine dont leurs ancêtres ont été exclues.

IV/ Les défis de la contraception du futur

« Si vous voulez la liberté, prenez-la,
n'attendez pas qu'on vous la donne. »

Bernadette Lafont[78].

Nos aînés faisaient passer l'efficacité d'un contraceptif avant tout et souhaitaient que les solutions reposent entre les mains des femmes. Forte de nouveaux rapports hommes/femmes, la nouvelle génération s'ouvre, elle, à de nouveaux horizons. Plus sensible à l'urgence écologique et aux méfaits des hormones de synthèse, elle chamboule les codes et s'éloigne peu à peu du « tout hormones ». Dans ce cheminement vers des contraceptions pleinement épanouissantes, les jeunes Français vont devoir affronter trois défis contraceptifs majeurs : impliquer les hommes autant que les femmes, développer des contraceptions efficaces et sans effets indésirables et sortir du paradigme du « tout chimique ».

Des hommes autant impliqués que les femmes

Citoyens comme médecins, la plupart d'entre nous considèrent la contraception comme une affaire de femmes. Certes, c'est la femme qui, concrètement, vivra dans son corps les conséquences d'une grossesse non désirée. Mais est-ce un argument suffisant pour exonérer les hommes de toute responsabilité contraceptive ? Évidemment non.

Si nous voulons que la contraception devienne pleinement satisfaisante pour les deux sexes, il faut faire évoluer les mentalités. Or, aujourd'hui encore, les contraceptions féminines sont mises en avant, prescrites et encouragées tandis que leurs pendants masculins (préservatif, contraception masculine thermique ou hormonale, etc.) sont trop souvent vus comme des solutions « temporaires », réservées aux relations d'un soir ou aux couples dont la femme ne peut utiliser de contraceptifs féminins (souvent pour raisons médicales, comme suite à un cancer du sein).

Afin que les hommes apprennent à prendre leur part de responsabilité vis-à-vis des grossesses non désirées, nous pensons qu'il sera nécessaire de renforcer l'éducation à la vie sexuelle. Il faut expliquer aux garçons, dès leur plus jeune âge, la responsabilité partagée qu'ils ont dans les grossesses. Bref, nos sociétés ne peuvent plus continuer à laisser croire aux hommes que, sous prétexte qu'ils ne vivent pas cela dans leurs corps, cela ne les regarde pas ; ou de loin.

D'ailleurs, quoi que l'on en pense, les évolutions de mentalité chez les jeunes femmes risquent tôt ou tard de les y engager. De moins en moins enclines à supporter les effets indésirables des contraceptions pour que leurs partenaires puissent « éjaculer en elles en toute tranquillité », certaines jeunes Françaises mettent les pendules à l'heure. En avant-gardistes, elles mènent déjà ce combat dans l'intimité de leur foyer.

Illustration parfaite de cette tendance, Chloé, une jeune trentenaire, me confie à quel point elle est ulcérée par le manque d'implication dont la plupart de ses partenaires sexuels ont fait preuve. Après huit années sous pilule à souffrir d'états dépressifs et de baisses de libido, elle vient de se faire retirer un DIU cuivre qui lui a valu deux années de douleurs et de menstruations interminables. Grégory, son compagnon, avec qui elle est en relation stable depuis quatre années, l'exhorte à reprendre la pilule parce qu'il en a « marre » du préservatif. Un soir de ras-le-bol, elle lui rétorque avec vigueur : « Si la pilule est si formidable que ça, tu n'as qu'à la prendre toi-même ! Idem pour le stérilet. Va te faire poser un bout de cuivre sur tes parties génitales et on en reparlera ensuite ! » Depuis, elle ne l'a plus entendu se plaindre. Mieux, il s'est lui-même informé sur des marques de préservatifs ultrafins et a fait découvrir à Chloé l'existence du diaphragme, qui leur permet d'alterner avec les préservatifs de temps à autre.

Le couple associe désormais préservatif masculin et diaphragme à une méthode d'observation du cycle féminin qui leur permet de savoir quand s'en passer, dix à quinze jours par mois. Aujourd'hui, Grégory est tout autant impliqué que sa compagne dans leur contraception et il avoue s'être comporté à l'époque « comme un vrai con ». De son côté, Chloé explique que ce parcours contraceptif a été pour elle une vraie révélation : « Cela m'a poussée à m'affirmer et à comprendre que j'ai le droit de ne pas sacrifier mon bien-être au seul prétexte que je suis une femme. » Tous les deux m'affirment trouver la situation actuelle bien plus satisfaisante et égalitaire.

Si certaines, comme Chloé, ne laissent pas le choix à leur(s) partenaire(s), de nombreuses femmes qui arrêtent leur contraception médicalisée racontent comment leurs compagnons semblent considérer que c'est à elles de trouver une « nouvelle contraception ». Placées arbitrairement au poste de « responsables en chef de la contraception », ce sont bien souvent les femmes qui cherchent des solutions pour le couple quand elles souhaitent mettre en place une contraception sans effets indésirables. Ce sont elles qui s'informent, prennent les rendez-vous chez le gynécologue ou au Planning Familial. Certaines vont même sur Internet comparer les différentes marques de préservatifs et se déplacent chaque mois pour les acheter... Face à cette pression, certaines craquent et prennent de nouveau en charge la contraception, quitte à en subir les effets indésirables. Bref, l'égalité contraceptive reste une utopie encore difficile à mettre en œuvre et qu'elles portent à bout de bras face à des hommes qui y mettent peu du leur.

Malheureusement, l'offre en contraception masculine n'y aide guère. Pour les hommes qui souhaiteraient partager la charge contraceptive, il faut bien dire que le choix n'est pas énorme. Moins nombreuses et variées, les contraceptions masculines — hors préservatif — restent difficiles d'accès. Seuls deux praticiens les prescrivent en France et la plupart des médecins ne les connaissent même pas. En la matière, des décennies de mentalités contraceptives quasi uniquement orientées vers la femme ont contribué à délaisser la recherche scientifique, qui accuse aujourd'hui un immense retard.

Il existe actuellement quatre méthodes réversibles de contraception masculine :

- Le préservatif masculin.
- Les contraceptions masculines thermiques comprenant le slip chauffant alias « boulocho » et l'anneau testiculaire.
- Les injections contraceptives de testostérone.
- Le retrait (dont le caractère aléatoire en fait plutôt une méthode d'espacement des naissances qu'une véritable contraception).

Pour résumer, les hommes ont à disposition seulement trois contraceptions dignes de ce nom (dont deux sont prescrites, nous allons le voir, uniquement par deux médecins en France)… Si nous voulons une contraception plus égalitaire, il apparaît nécessaire d'accélérer le développement et l'accès aux contraceptions masculines.

En France, une poignée d'hommes se bat pour cela depuis les années 1970. Il s'agit de l'Ardecom, l'Association pour la Recherche et Le Développement de la Contraception Masculine. Sur son site[79], l'association explique en détail en quoi les méthodes contraceptives consistent et distingue la contraception hormonale masculine (CHM) et la contraception masculine thermique (CMT).

La contraception hormonale masculine consiste à injecter de l'énanthate de testostérone en intramusculaire chaque semaine. Ce taux élevé de testostérone indique au cerveau une production élevée de spermatozoïdes. Il commande alors au corps de diminuer la production de spermatozoïdes, ce qui permet de maintenir leur nombre à un niveau proche de la stérilité. La méthode « peut provoquer d'éventuels effets secondaires assez semblables à ceux de la pilule », son utilisation est limitée à dix-huit mois (car des études plus longues n'ont pas été menées) et elle ne devient efficace qu'après trois mois de traitement (le temps que les spermatozoïdes arrêtent d'être produits et que cela soit validé via un spermogramme[80]). En France, seul un médecin prescrit cette méthode : Jean-Claude Soufir, andrologue à l'hôpital Cochin à Paris et pionnier de la contraception masculine[81].

La contraception masculine thermique consiste, elle, à « augmenter légèrement la température des testicules grâce à la chaleur corporelle à l'aide d'un sous-vêtement adapté », le fameux « slip chauffant » que l'on appelle également parfois « boulocho ». Ce slip n'est pas, comme on pourrait le croire, un slip électriquement chauffé. C'est un slip classique qui présente un trou à l'avant dans lequel on glisse la verge et les testicules en position remontée. Cette position fait rentrer les testicules dans leur canal inguinal et augmente leur température de deux degrés, ce qui a pour effet d'arrêter (ou presque) la production de spermatozoïdes. Sans aucun effet indésirable, cette contraception doit être portée au moins quinze heures par jour et permet d'obtenir une efficacité contraceptive élevée[82]. Par contre, seul un médecin français propose actuellement de fournir les sous-vêtements et d'assurer le suivi médical, le docteur Mieusset du CHU de Toulouse (qui ne peut malheureusement assumer à lui seul toutes les demandes de consultation). Pour remédier à ce problème, l'Ardecom et d'autres associations proposent des ateliers et des tutoriels en ligne pour apprendre à fabriquer et à utiliser le slip chauffant.

Enfin, il existe un dérivé du slip chauffant : l'anneau testiculaire. Commercialisé en France sous le nom commercial d' « Androswitch », il s'agit d'une sorte d'anneau en silicone de la taille d'un rond de serviette qui remonte les testicules comme le slip chauffant. Cet anneau fonctionne exactement sur le même principe, mais son efficacité n'a fait l'objet d'aucun test clinique, par manque de moyens financiers. D'autres méthodes masculines comme le patch associé à un progestatif oral existent mais ne sont pas commercialisées ou proposées en France.

Comme le concluent les membres de l'Ardecom, pour eux il est tout naturel de partager la charge contraceptive: « Puisque les plaisirs sexuels sont partagés, les contraintes engendrées devraient l'être également. » Ils expliquent que les contraceptions masculines ne sont pas forcément là pour remplacer les méthodes féminines, elles peuvent aussi être vues comme des compléments qui permettent alors de diminuer fortement les risques d'échecs contraceptifs.

Grâce aux avancées de la recherche, de nouveaux dispositifs pourraient voir le jour d'ici la prochaine décennie: pilule masculine orale, injections hormonales améliorées, implant, gel hormonal, vaccin immunocontraceptif ou encore stérilisation temporaire (gel qui bouche les canaux spermatiques, le Vasalgel) et même minivalve qui bloque ou libère les spermatozoïdes en actionnant une sorte d'interrupteur « on/off » implanté dans les canaux des testicules. Malheureusement, comme le déplorent de nombreux spécialistes, la contraception masculine est considérée comme un domaine scientifique « de seconde zone[83] » : « L'absence de pilule pour les hommes n'a rien à voir avec la science, on sait exactement comment la développer mais il n'existe pas une seule boîte pharmaceutique qui accepterait d'y toucher, pour des raisons économiques et sociales, mais pas scientifiques[84] . »

Quoi qu'il en soit, quand nous discutons du sujet avec des hommes comme avec des femmes, une tendance centrale ressort : les jeunes générations semblent tout bonnement refuser de s'exposer à des effets indésirables pour gérer leur contraception et sont particulièrement méfiantes vis-à-vis des hormones contraceptives. Pour s'attaquer à la racine du problème, beaucoup aimeraient tout simplement ne plus médicaliser leur contraception. Alors, peut-on tendre raisonnablement à cet objectif ?

L'efficacité sans les effets indésirables : le « Graal contraceptif » existe-t-il ?

De la pilule à la méthode de stérilisation tubaire Essure®, l'humanité a souvent cru à la « contraception miracle » avant de revenir sur terre devant les effets indésirables… Alors, faut-il se méfier de l'idée même de « Graal contraceptif » ? Une contraception à la fois efficace et sans effets indésirables est-elle possible ?

Mettons immédiatement fin au suspense en apportant la réponse : oui, de telles contraceptions existent. Enfin, oui, mais. Car ce ne sont pas toujours des méthodes accessibles à tous. Car l'absence d'effets indésirables se paie parfois d'une vigilance qui doit redoubler, etc.

Pour résumer, voici les méthodes de contraceptions non médicalisées qui permettent actuellement d'atteindre une protection contraceptive efficace à très efficace[85] sans aucun effet indésirable :

Méthodes masculines :

• **Le préservatif masculin parfaitement utilisé** (2 % de grossesses en utilisation parfaite, 15 % en utilisation courante[86] ; pour comparaison, la pilule aboutit à 0,3 % de grossesses en utilisation parfaite, 8 % en utilisation courante).

• **La contraception masculine thermique via slip chauffant** (0 % de grossesses en utilisation parfaite, 1 % en utilisation courante[87]).

Méthodes féminines ou mixtes :

• **La symptothermie** (méthode moderne d'observation du cycle scientifiquement testée) **couplée au préservatif, au diaphragme ou à l'abstinence** en période fertile (de 0,4 % à 2 % de grossesses en utilisation parfaite, de 0,6 % à 16 % de grossesses en utilisation courante[88]).

• **L'absence de règles chez la femme allaitante** (0,9 % de grossesses en utilisation parfaite, 2 % en utilisation courante).

• **Le diaphragme accompagné d'un spermicide et couplé ou non au retrait** (6 % de grossesses en utilisation parfaite, 16 % en utilisation courante, certainement bien plus efficace si couplé au retrait[89]).

• **Le préservatif féminin parfaitement utilisé** (5 % de grossesses en utilisation parfaite mais 21 % en utilisation courante).

Malheureusement, certaines de ces contraceptions restent encore difficiles d'accès, onéreuses, insuffisamment testées ou difficiles à mettre en place. Surtout, elles ne sont pas suffisamment variées pour répondre à toutes les situations contraceptives. Par exemple, les très jeunes femmes qui ont de longues années d'études devant elles n'auront pas la même tolérance face au risque de grossesse qu'une femme dans sa trentaine.

Jusqu'à ses 22 ans, une femme est au summum de sa fertilité et, au cas où elle ne serait pas en situation d'accepter l'IVG pour des raisons physiques ou morales, elle peut préférer une contraception médicalisée et efficace à près de 100 %, qui laisse moins de place à l'erreur humaine. Tous ces cas de figure devraient être pris en compte afin que tous et toutes, quelle que soit la situation, n'aient pas à troquer haute efficacité contraceptive contre exposition à des effets indésirables.

De même, quand on observe la différence entre l'efficacité de certains contraceptifs en utilisation parfaite et en utilisation courante, on comprend le rôle crucial que joue l'éducation sexuelle, qui devrait apprendre aux jeunes à utiliser parfaitement les contraceptifs afin de réduire ces fameux taux d'« utilisation courante ». Il serait dommage de se priver de contraceptions efficaces et sans effets indésirables simplement parce que nous les utilisons mal…

Enfin, dernier argument en faveur de contraceptifs non médicalisés, rappelons qu'en moyenne les Français font l'amour cinq fois par mois (neuf pour les couples ensemble depuis plus de deux ans[90]), ce qui peut raisonnablement nous questionner sur l'intérêt de prendre en continu des contraceptifs médicalisés qui exposent à des risques pour la santé.

Pour conclure, une contraception sans effets indésirables et efficace est en effet possible mais elle demande généralement plus d'investissement qu'une contraception médicalisée. Si nous souhaitons bâtir un futur où chacun ait accès à ces contraceptions, plusieurs défis s'annoncent : perfectionner ces méthodes, les rendre plus facile d'accès, voire en inventer de nouvelles !

Contraceptions hormonales et pesticides : même combat ? Sortir du dogme de l'homme « maître et possesseur » de la nature

Finalement, c'est un précepte, une idéologie bien précise, qui est à l'origine de toutes les souffrances contraceptives que nous dénonçons aujourd'hui. Ce dogme, cette doctrine contraceptive moderne, consiste à « bloquer » ou à « entraver » le processus naturel et très puissant de la fertilité (ovulation chez la femme et production de spermatozoïdes chez l'homme). Or ces processus naturels sont si puissants et impliqués dans tant de phénomènes physiologiques vitaux que les bouleverser implique forcément de s'exposer à des effets secondaires. Ce dogme contraceptif fait donc primer l'efficacité contraceptive sur le confort et le bien-être de l'utilisateur. Il a pour corollaire la médicalisation de corps en parfaite santé ; avec les conséquences que cela implique.

La plupart des contraceptions que nous développons actuellement ne sortent pas de ce paradigme, qu'elles soient masculines ou féminines. Nous posons donc la question suivante : face au ras-le-bol perceptible de ces effets indésirables, pourquoi ne pas élargir notre champ de pensée et apprendre à faire avec le corps plutôt que contre ? Pourquoi ne pas sortir du paradigme actuel où l'homme dompte sans cesse, et avec violence, *sa* nature et *la* nature ?

Cet état d'esprit est celui de toute une époque, pas seulement pour la contraception. Ce n'est pas un hasard si, au moment où nous avons généralisé l'agriculture intensive et ses pesticides — qui enrayent de nombreux cycles naturels essentiels à notre survie, avec les conséquences catastrophiques que l'on connaît aujourd'hui — nous avons enrayé le cycle des femmes avec des hormones synthétiques. Cela procède de la même logique, du même logiciel de pensée.

À l'image des mutations actuelles de l'agriculture intensive vers une agriculture plus douce et respectueuse de l'environnement, nous devons envisager de nous engager vers un chemin contraceptif plus pérenne et respectueux des corps et des interdépendances qui se tissent au cœur de leurs « écosystèmes ». La contraception hormonale fonctionne sur les corps avec la même logique que les pesticides dans nos champs, à savoir comme un éléphant dans un magasin de porcelaine. La contraception hormonale force et dompte la nature en bouleversant un équilibre naturel extrêmement subtil et complexe. Comment peut-on croire raisonnablement que cela n'aura aucun impact à long terme ?

En à peine soixante ans, la soupe chimique dans laquelle nous évoluons a gravement porté atteinte à nos corps, à notre environnement et par là même à notre santé. N'est-il pas effroyablement naïf de croire que les substances synthétiques des contraceptifs seraient exemptes de cette logique, de ces effets[91] ? Qu'ils soient entourés d'une aura de féminisme ne nous exonère pas d'y réfléchir.

D'ailleurs, nous avons aujourd'hui dépassé le simple stade de l'alerte face au « tout chimique ». Pollution des eaux, malformations congénitales, baisses dramatiques de la fertilité… Les publications scientifiques se multiplient. En 2017, quinze mille scientifiques de cent quatre-vingt-quatre pays signaient un appel d'une ampleur sans précédent contre la dégradation de l'environnement[92]. Cette publication et de nombreuses autres alertent et concluent que nous mettons en péril l'avenir de l'humanité si nous continuons ainsi.

Il est grand temps de changer de paradigme. Il y a urgence. L'homme doit cesser de se croire « maître et possesseur de la nature », selon l'expression de Descartes, mais plutôt comprendre qu'il *est* la nature, qu'il en est un rouage, un élément parmi d'autres. D'ailleurs, rendons justice à Descartes, accusé à tort par Heidegger d'être à la source du concept de domination irraisonnée de l'homme sur la nature[93]. Ce que Descartes entendait par l'idée de se « rendre comme maîtres et possesseurs de la nature » c'est plutôt, selon ses propres mots : « parvenir à des connaissances [qui] feraient qu'on jouirait, sans aucune peine, des fruits de la terre et de toutes les commodités qui s'y trouvent, mais principalement aussi pour la conservation de la santé, laquelle est sans doute le premier bien et le fondement de tous les autres biens de cette vie. » Descartes et les Lumières ne prônaient donc pas de dominer de façon agressive la nature. Ils préconisaient plutôt d'apprendre respectueusement à la connaître afin de nous en faire une alliée qui rendrait nos vies plus douces.

Apprendre à mieux connaître les subtilités du cycle féminin ou de la physiologie masculine et développer des contraceptions non médicalisées s'inscrit ainsi dans la plus pure idéologie des Lumières. Mettons fin à ce malentendu, sortons de cette impasse vers laquelle nous courons depuis des décennies.

Seules cette connaissance et cette coexistence pacifique avec la *nature* peuvent laisser entrevoir un futur plus radieux aux milliards d'êtres humains que nous sommes. En fournissant des méthodes de contraception efficaces et accessibles à tous, cette nouvelle connaissance de la nature apporte également une solution au principal enjeu qu'affronte actuellement l'humanité : l'expansion démographique.

De toute façon, si nous ne savons pas inverser à temps la tendance, il se pourrait bien que le problème se règle de lui-même. Comme je le dis avec ironie lors de mes conférences : « À la vitesse où notre fertilité décroît[94] à cause des pollutions environnementales, rassurons-nous, nous n'aurons bientôt plus à nous préoccuper de notre contraception, nous n'en aurons tout simplement plus besoin ! »

CONCLUSION

Vers une contraception qui fait avec le corps plutôt que contre ?

Absorbées par nos doubles journées et nos combats pour créer notre place dans une société modelée par et pour les hommes, nous en avons peut-être oublié nos corps ; ces corps féminins sans cesse utilisés comme prétexte à nous asservir et à nous rabaisser. Mais nous avons beau chercher à les faire taire, à les rendre conformes, à les raboter, nos corps sont bel et bien là. Ils hurlent, nous portent et nous parlent. Ils sont source de joie et de plaisir. Ils *sont.*

Nos corps de femmes ont-ils tant été haïs que nous avons fini par les haïr nous aussi ?

Aujourd'hui encore, très peu de femmes osent rêver à une contraception pleinement épanouissante. Nous avons fini par trouver normal de souffrir pour notre contraception. Normal de prendre des médicaments puissants ou de nous faire poser un bout de cuivre dans l'utérus pour assumer la charge contraceptive. Nous avons fini par nous dire qu'après tout, une libido éteinte, quelques migraines ou un risque d'embolie étaient « le prix à payer ».

Parce que nous les premières avons accepté cela, le monde entier a fini par trouver cela normal. Nous avons tant besoin de cette contraception que nous faisons passer notre bien-être au second plan. Comme si rien d'autre n'était possible, comme s'il n'y avait pas d'autre issue.

La société et nos aînés n'ont de cesse de nous rappeler que nous sommes des privilégiées : les premières générations de femmes à bénéficier de contraceptions ultra-efficaces. C'est comme si l'on nous forçait sans cesse à ne pas détacher notre regard du rétroviseur pour ne jamais oublier les horreurs du passé. Oui, et ensuite ? Répéter aux femmes qu'elles sont les « rescapées chanceuses » d'une longue tradition de souffrance est un immense fardeau qui empêche parfois d'avancer, de penser le futur.

Dire que nous en avons marre de souffrir pour notre contraception n'est ni rejeter les combats passés ni « cracher dans la soupe ». Ce n'est en rien une atteinte aux droits acquis, c'est construire des droits futurs encore plus pérennes. Le féminisme c'est avant tout ouvrir des possibilités aux femmes, élargir leurs choix. Or nous croyons que le temps est venu que nos choix contraceptifs prennent en compte le corps des femmes et ne soient pas de simples « pis-aller » qui lèsent leur énergie et leur santé.

Méfions-nous de ce que nous sommes prêtes à faire pour nous plier aux codes d'une société conçue par et pour les hommes. Car derrière les victoires d'hier se cachent parfois des compromis qu'il faut désormais refuser si nous voulons avancer. Au-delà de la bataille de l'intime que nous avons entamée, c'est la bataille extérieure qu'il va falloir mener.

N'est-il pas temps de créer une société réellement bâtie *avec* les femmes et pas juste en les « incluant » ou en les « tolérant » à condition qu'elles renient ou mettent en sommeil leur biologie ? Peut-on réellement considérer comme « abouti » un monde où tout ce qui touche au corps des femmes – la grossesse, les menstruations, l'allaitement et le plaisir féminin – se dissimule ou s'expédie à toute vitesse dans des cadres normés afin qu'elles puissent vite reprendre la course effrénée qu'est devenue leur vie ?

N'est-il pas temps d'en finir avec ce monde où les femmes s'acharnent sans cesse à scinder leur être en deux et à faire taire leur corps dans l'espoir de faire accepter au moins leur esprit ?

C'est ce à quoi s'attaque la « troisième vague » du féminisme qui déferle actuellement et brise les tabous qui touchent à la biologie féminine. En intégrant la physiologie et les hormones pour en faire des alliées plutôt que des ennemies à combattre, elle parachève la révolution entamée par nos aînées.

Plutôt que de nier ou de minimiser tout ce qui touche à leur corps, les jeunes femmes croient au contraire que leur vraie force, leur vraie liberté commencent par le fait d'arrêter de chercher à cacher ou à modifier ce qu'elles sont. En demandant à la société de s'adapter à leurs souhaits au lieu de se plier douloureusement à des standards érigés sans elles, elles changent profondément les codes sociaux.

Ce manifeste porte l'espoir qu'un autre monde est possible et que nous pouvons, ensemble, le dessiner aujourd'hui !

Marre de souffrir pour notre contraception !

Tribune féministe pour une contraception pleinement épanouissante

De plus en plus de femmes prennent conscience des effets indésirables des méthodes contraceptives et refusent de les subir. Face à l'urgence de cette nouvelle demande, nous en appelons à une prise de conscience collective pour que la situation évolue vers une contraception plus sereine, sans effets secondaires et partagée.

Ras-le-bol des effets indésirables

Trop heureuses de pouvoir faire l'amour sans peur au ventre, nos mères et grands-mères sont passées outre l'inconfort et les effets indésirables des hormones contraceptives et autres stérilets. Mais les choses changent. Grâce aux combats de nos aînées, nous considérons aujourd'hui la contraception comme un acquis mais qui nécessite des améliorations. Nous ne sommes pas contre la pilule ou le stérilet mais nous voulons que soient développées et promues des contraceptions efficaces, sans effets indésirables et qui peuvent être partagées avec le partenaire.

En France, la consommation de pilules contraceptives a diminué de 20 % en quinze ans[95]. De plus en plus de femmes arrêtent leur contraception parce qu'elles n'en peuvent plus de ses effets indésirables (baisse de libido, douleurs, dépressions ou risques plus graves de type embolie, cancer ou AVC). D'autres refusent tout simplement de subir une norme contraceptive qui banalise des hormones de synthèse qui perturbent le cycle féminin et agissent comme des perturbateurs endocriniens. Certaines se retrouvent alors en « errance contraceptive », voire sans contraception, faute d'en trouver une qui leur convienne. Elles affrontent de surcroît le déni et le manque de considération de leurs partenaires et du monde médical. Il est urgent de réagir.

Un phénomène courant mais totalement banalisé

Posez la question autour de vous : de nombreuses femmes affrontent durant leur vie les effets indésirables d'une pilule, d'un stérilet, d'un patch ou d'un anneau contraceptif. Si la plupart sont satisfaites de l'efficacité de leur méthode de contraception, beaucoup en déplorent les effets indésirables ou les risques pour leur santé[96].

Cette charge est totalement passée sous silence. Pire encore, quand les femmes l'évoquent elles sont souvent traitées d'« ingrates envers les combats de leurs aînées » ou de « chochottes[97] ». Il arrive même que leurs souffrances soient niées, qualifiées d'imaginaires. Beaucoup aimeraient ne plus avoir à médicaliser leur contraception et ainsi éviter de s'exposer aux effets indésirables qui lui sont inhérents. Mais leur demande de solutions alternatives est rarement entendue. Celles qui refusent de s'exposer à des effets indésirables devraient-elles donc accepter des rapports à risques parce que nous n'avons « rien de mieux à leur proposer » ou parce que « ces messieurs » n'aiment pas l'inconfort du préservatif ? Tout cela illustre à quel point l'offre contraceptive actuelle n'est ni « suffisante » ni aussi « pléthorique » qu'on le dit, et combien les hommes sont totalement déresponsabilisés.

Une grande concertation nationale pour trouver des solutions

Pour que cela change, nous proposons d'organiser une grande concertation nationale pour la contraception. Le but : mobiliser femmes, hommes, chercheurs, médecins et société civile pour développer et promouvoir des contraceptions sans effets indésirables mais également des contraceptions masculines.

Cette grande concertation pourrait aborder, entre autres, les points suivants :

• Le financement d'études scientifiques indépendantes visant à développer des contraceptions féminines et masculines fiables avec pas ou peu d'effets indésirables, mais aussi autonomes ou non médicalisées.

• La responsabilisation des hommes vis-à-vis des grossesses et de la contraception. Le terme « contraception » ne doit plus systématiquement être associé aux femmes. Les préservatifs, par exemple, sont encore trop souvent associés au sexe sans lendemain alors qu'ils sont des contraceptions à part entière et ne servent pas seulement à protéger des IST.

• La relation patient/médecin et l'information de l'utilisatrice. L'efficacité du contraceptif semble systématiquement passer avant le confort de l'utilisatrice. Trop de femmes sont peu ou pas informées des effets indésirables (bénins ou graves) de leurs contraceptifs et les découvrent à l'usage. Trop de médecins prescrivent la pilule de manière systématique sans présenter suffisamment aux patientes les autres contraceptions et/ou en discréditant les contraceptions sans souffrances qui existent déjà (préservatif, diaphragme, couplés ou non aux méthodes modernes d'observation du cycle) ou en balayant d'un revers de main les méthodes masculines (contraception thermique, injections hormonales ou anneau).

• Les menaces qui pèsent sur le droit à l'avortement. En France, 65 % des IVG se produisent chez des femmes sous contraception. Aucune contraception n'est efficace à 100 %, il faut donc permettre à toutes les femmes d'accéder à l'IVG, sans jugement ni entrave. Or aujourd'hui, malgré un taux d'IVG stable, des centres ferment, les délais s'allongent et la clause de conscience spécifique à l'IVG aggrave les choses en donnant accès à ce métier à des médecins qui sont en réalité contre l'IVG et qui rechignent parfois à renvoyer vers un confrère à la suite de leur refus.

• La stigmatisation de la stérilisation féminine comme masculine. Pour certains, la ligature des trompes ou la vasectomie est le seul moyen d'échapper à leur « enfer contraceptif ». La stérilisation est autorisée dès 18 ans, même pour les femmes sans enfants. Tout médecin qui la refuse doit adresser son patient à un autre médecin qui la pratique. Il faudrait allouer les budgets nécessaires afin que ce droit puisse être correctement appliqué.

« La meilleure contraception est celle que l'on choisit », encore faut-il que les options soient satisfaisantes. Nous ne voulons plus que l'on nous impose des « solutions » mais que l'on nous donne les moyens de choisir. Une nouvelle bataille est en marche pour que les femmes se réapproprient pleinement leur corps et leur sexualité. Alors, comme l'ont fait avant nous nos mères et nos grands-mères, joignons nos forces et osons rêver à ce monde pour qu'un jour il puisse devenir réalité.

Rédactrices

Sabrina Debusquat, journaliste indépendante spécialiste de la santé des femmes, à l'origine du concept des « souffrances contraceptives ». Autrice de *J'arrête la pilule* (Les Liens qui Libèrent, 2017), première journaliste à avoir réalisé en France une enquête révélant les violences gynécologiques et obstétricales (Nexus, novembre 2014).

Marie-Hélène Lahaye, lanceuse d'alerte sur les violences gynécologiques et obstétricales et militante féministe. Autrice d'*Accouchement. Les femmes méritent mieux* (Michalon, 2018).

Diglee, illustratrice et autrice notamment de plusieurs ouvrages féministes dont. *Libres ! Manifeste pour s'affranchir des diktats sexuels*, en collaboration avec Ovidie (Delcourt, 2017).

Signataires

Marion Larat, lanceuse d'alerte autour des effets secondaires graves de la pilule, à l'origine, en 2013, du scandale des pilules de 3e et 4e génération.

Élizabeth Walton-Larat, mère de Marion Larat, féministe qui s'est battue pour la pilule hier et qui se bat aujourd'hui pour que la contraception évolue.

Noémie de Lattre, actrice, essayiste et chroniqueuse à France Inter, engagée pour la cause des femmes. Autrice d'*Un homme sur deux est une femme* (Flammarion, 2016).

Lauren Bastide, journaliste féministe, créatrice du podcast La Poudre.

Emma, dessinatrice féministe qui a médiatisé le concept de charge mentale.

Dr Bérengère Arnal, gynécologue à Bordeaux, engagée dans la prévention du cancer du sein.

Véronique Moreira, présidente de l'ONG femmes et environnement WECF France.

Victoire Tuaillon, journaliste et créatrice du podcast féministe Les Couilles sur la table.

Annette Lexa, docteure en toxicologie, toxicologue réglementaire Eurotox, spécialiste de l'évaluation des risques en santé-environnement.

Joël Spiroux de Vendômois, médecin généraliste et chercheur spécialiste du lien santé/environnement, président du Criigen (Comité de recherche et d'informations indépendantes sur le génie génétique). Préfacier de *J'arrête la pilule*.

Emilie Delbays, responsable Santé-environnement WECF France.

Charlotte Bienaimé, documentariste à Radio France et Arte Radio, autrice du podcast féministe Un podcast à soi.

Nina Faure, réalisatrice du documentaire *Paye pas ton gynéco*.

Clémentine Gallot, journaliste et co-fondatrice de la newsletter et du podcast Quoi de meuf.

Daliborka Milovanovic Rignault, philosophe, éditrice et journaliste rédactrice de la tribune « Sexualité :

laissez les femmes se libérer elles-mêmes » parue en juin 2018 dans *Libération*.

Vanessa Boy-Landry, journaliste santé et société à *Paris Match*.

Joy, dessinatrice féministe qui a vulgarisé le concept de charge contraceptive avec un *strip* vu plus de 400 000 fois sur les réseaux sociaux.

Roxane Nonque, féministe engagée dans la médiatisation des souffrances contraceptives sous pilule, créatrice du groupe Facebook « Dearlobbies : arrêt de la pilule/contraception hormonale ».

Pryska Ducoeurjoly, coauteure du manuel de contraception écologique *La Symptothermie complète* et journaliste indépendante.

Melissa Carlier, kinésithérapeute et créatrice du site d'information sur le cycle féminin Cyclo'Intima.

Eugénie Tabi, formatrice et conseillère holistique en symptothermie moderne, membre de l'association Écologie du Cycle Féminin.

Julia Castaing, journaliste et créatrice du blog Mauxdefemmes.com.

Daphnée Denis, rédactrice en chef de Loopsider News.

Notes

1. Selon la définition de Régis Debray, *Qu'est-ce qu'un manifeste littéraire ?*, 1994.

2. Froidevaux-Metterie C., *Le Corps des femmes*, Philosophie magazine Éditeur, 2018 et *La Révolution du féminin*, Gallimard, 2015.

3. Publié en septembre 2017 chez le même éditeur.

4. Rey-Robert V., *Une culture du viol à la française*, Libertalia, 2019.

5. Voir notamment le sondage Ifop pour *Elle*, « Les Femmes et leur contraception », septembre 2017 : « Les 25-34 ans jugent le contraceptif oral plus sévèrement que leurs aînées. Seules 79 % des jeunes femmes (contre 89 % des plus de 35 ans) y voient un facteur d'épanouissement dans leur sexualité. Près de la moitié d'entre elles la prennent, mais elles la trouvent contraignante (à 60 %) et dangereuse pour la santé (80 %). »

6. « Pourquoi nous utilisons le retrait comme seul moyen de contraception », 2015, https://www.sous-notre-toit.fr/ne-pas-reussir-a-trouver-de-moyen-de-contraception/.

7. Ici la notice de la pilule de 4e génération Jasmine des laboratoires Bayer.

8. Sondage réalisé en ligne auprès de 3616 femmes francophones âgées de 13 ans à plus de 50 ans, non réalisé selon la méthode des quotas. Visible en intégralité sur jarretelapilule.fr/les-faits/sondage-les-femmes-et-la-pilule-resultats/.

9. Les prénoms ont été changés pour respecter l'anonymat des témoins.

10. Marion Larat a été victime, à 19 ans, d'un accident vasculaire cérébral, trois mois après la prescription par un gynécologue de la pilule Méliane, fabriquée par les laboratoires Bayer. La justice a reconnu en février 2018 qu'existaient « des présomptions graves, précises et concordantes, pour retenir un lien de causalité » entre l'AVC et la prise de sa contraception. Les examens médicaux consécutifs à l'AVC ont révélé que Marion Larat présentait des anomalies cardiaques et hématologiques qui étaient restées sans symptômes jusque-là et n'avaient donc pas été diagnostiquées alors qu'elles constituent une contre-indication importante à la prise de ce type de pilule. Elle a été la première Française à porter plainte contre le groupe Bayer et l'Agence nationale de sécurité du médicament pour atteinte involontaire à l'intégrité de la personne humaine. Son action a amené les gynécologues à adapter leurs prescriptions, a permis à d'autres témoignages d'affluer et a induit les pouvoirs publics à lancer une étude épidémiologique pour estimer le nombre de ces accidents.

11. Tribune « La bataille de la contraception n'est pas gagnée », *Le Monde*, 15 janvier 2013.

12. Ces phrases ne sont pas des propos inventés ou mis en scène mais des phrases réellement prononcées à l'encontre de patientes, et qu'elles m'ont rapportées lors de mon grand sondage réalisé durant l'enquête *J'arrête la pilule.*

13. Lire à ce sujet l'édifiante tribune « Le retour à la nature, nouvelle soumission des femmes » des deux gynécologues David Élia et Anne de Kervasdoué (*Libération*, 4 juin 2018) qui fut immédiatement contestée par deux autres tribunes : « Tribune dans "Libé" : deux gynécos à côté de la plaque » (*L'Obs*, 8 juin 2018) et « Sexualité : laissez les femmes se libérer elles-mêmes » (*Libération*, 24 juin 2018) co-signée par moi-même.

14. Il suffit de lire *Le Livre noir de la gynécologie* (First éditions, 2017) de la journaliste Mélanie Déchalotte pour achever de s'en convaincre.

15. Aujourd'hui, 36,5 % des Françaises âgées de 15 à 49 ans prennent la pilule (un taux qui n'a jamais été aussi bas depuis 1978). Entre 2000 et 2016, le recours à la pilule a diminué de 20 % en France (56,9 % des Françaises en 2000, 36,5 % en 2016). Sources : Rahib D., Le Guen M., Lydié N., Baromètre santé 2016, « Contraception. Quatre ans après la crise de la pilule, les évolutions se poursuivent » ; Santé publique France, 2017 et données Ined : « Contraception. Méthode contraceptive pour 100 femmes âgées de 18 à 44 ans », ined.fr.

16. Pour en savoir plus sur les contraceptions masculines actuellement disponibles et testées, voir le chapitre IV, section 1.

17. « A-t-on tenté, d'une manière ou d'une autre, de vous décourager d'arrêter la pilule ? Oui : 28,7 %. Si oui, qui a tenté de vous en décourager (plusieurs réponses possibles) ? Gynécologue, obstétricien ou sage-femme : 68,6 %. Médecin généraliste : 29,2 %. Ami(e)(s) : 24,1 %. Mère : 17,7 %. Compagnon, mari : 12,4 %. Père : 2,8 %. Autre, préciser (compagnon et médecin par exemple) : 1,6 %. » Sondage visible en ligne sur https://jarretelapilule.fr/les-faits/sondage-les-femmes-et-la-pilule-resultats/.

18. Arrêté du 21 novembre 2018 portant sur l'inscription du préservatif masculin lubrifié Eden des laboratoires Majorelle au titre I de la liste des produits et prestations remboursables prévue à l'article L. 165-1 du code de la Sécurité sociale.

19. Ehrenreich B. et English D., *Fragiles ou contagieuses. Le pouvoir médical et le corps des femmes,* Cambourakis, 2016.

20. Le terme « génération no pilule » a été inventé puis s'est démocratisé en septembre 2017, à la suite de la publication de mon enquête *J'arrête la pilule,* pour désigner ces jeunes femmes, souvent trentenaires, qui arrêtent la pilule et choisissent d'autres contraceptions, principalement non hormonales.

21. Détails de la stratégie santé visibles sur https://solidarites-sante.gouv.fr/IMG/pdf/dossier_sns_2017_vdef.pdf.

22. Infections Sexuellement Transmissibles.

23. Document visible sur https://solidarites-sante.gouv.fr/IMG/pdf/feuille_de_route_pnsp_sante_sexuelle.pdf.

24. Amsellem R. et Steinem G., « Rencontre avec Gloria Steinem », lesglorieuses.fr.

25. « Me too » (qui signifie « moi aussi » en anglais) fait référence au hashtag « MeToo » qui a déferlé fin 2017 sur les réseaux sociaux suite à l'affaire Weinstein. Harvey Weinstein, producteur de cinéma américain, a été accusé à plusieurs reprises d'abus sexuels envers des actrices. Suite à cette affaire, l'actrice Alyssa Milano publie sur Twitter le message suivant : « Si vous avez été victime de harcèlement ou d'agression sexuelle, écrivez "moi aussi" en réponse à ce tweet. » En réponse à son appel, de nombreuses femmes du monde entier libèrent leur parole sur les réseaux sociaux en associant leur témoignage au hashtag « MeToo ». Ce hashtag avait pour but de créer un grand mouvement de libération de la parole et de solidarité entre victimes. En France, un hashtag similaire a été lancé

sous le terme « BalanceTonPorc » et au Canada francophone sous le hashtag « MoiAussi ».

26. Entraînant un décès ou nécessitant une hospitalisation.

27. Voir à ce sujet le dossier «Victimes d'effets indésirables graves de médicaments. État des lieux – version 1.0» réalisé par la seule revue médicale française indépendante : *Prescrire*, février 2015, www.prescrire.org/Docu/DOCSEUROPE/20150222_VictimesEffetsIndesEtatLieux.pdf.

28. Voir « Déclaration des effets indésirables : à encourager ! », *Prescrire*, janvier 2013, tome 33, n° 351, p. 61, et Grange J.-C., « Un an de recueil prospectif systématique et d'analyse des effets indésirables dus aux médicaments, aux dispositifs médicaux ou aux procédures en médecine générale », *Thérapie*, 67 (3), 2012, p. 237-242. Où le généraliste Jean-Claude Grange (cité par *Prescrire*) « a estimé par extrapolation que plus de 5 millions d'effets indésirables dont environ 400 000 graves et environ 150 000 inattendus pourraient être recueillis par les médecins généralistes français en un an, loin des 1 464 effets indésirables, dont 759 graves, déclarés en 2007 en médecine générale aux centres de pharmacovigilance. [...] Il témoigne que cette activité de déclaration prend peu de temps et qu'elle est donc à la portée des soignants. »

29. Une source interne à l'ANSM m'avait par exemple décrit comment, faute de personnel, les centres régionaux de pharmacovigilance se contentent souvent d'archiver ces dossiers sans les exploiter.

30. Thromboses veineuses profondes des membres inférieurs (phlébites) et embolies pulmonaires (avec ou sans phlébites).

31. «2 529 accidents thromboemboliques chaque année dont 20 décès» (ANSM, « Risque thromboembolique veineux attribuable aux contraceptifs oraux combinés (COC) et évo-

lution de leur utilisation : résultats des études de l'ANSM », ansm.sante.fr, 26 mars 2013.

32. Cf. « The cohort generated 5 443 916 women years of oral contraceptive use, and 3 253 events were observed : 1 800 pulmonary embolisms (33 per 100 000 women years), 1 046 ischaemic strokes (19 per 100 000 women years), and 407 myocardial infarctions (7 per 100 000 women years). » in Weill Alain et al., « Low dose oestrogen combined oral contraception and risk of pulmonary embolism, stroke, and myocardial infarction in five million French women : cohort study », *British Medical Journal*, 10 mai 2016 ; 353:i2002).

33. Soit uniquement deux effets secondaires graves des contraceptions hormonales.

34. 633 cancers du sein, 2 529 accidents thromboemboliques.

35. dont 63 d'un cancer du sein et 20 d'un accident thromboembolique. Calcul détaillé disponible sur jarretelapilule.fr (jarretelapilule.fr/les-faits/mises-a-jour-seconde-edition) et basé, pour les accidents thromboemboliques, sur les chiffres officiels de l'ANSM, et pour le cancer du sein, sur les dernières études épidémiologiques de grandes cohortes disponibles (reprises notamment par l'Institut français de veille sanitaire). Pour répondre d'avance à la critique concernant l'épidémiologie, qui permet d'identifier une corrélation et non une causalité formelle, rappelons qu'il n'est pas rare que des politiques de santé publiques se basent précisément sur ce type d'études, notamment quand ce sont les seules disponibles.

36. C'est-à-dire en appliquant un taux de décès du cancer du sein à 10 % (alors qu'il est plus proche des 20 % si l'on prend les taux de survie à 10 ans) et sachant que les chiffres estimés des accidents thromboemboliques pourraient être de

45 % en dessous de la réalité pour les raisons évoquées ci-dessus. L'hypothèse « moins optimiste » (127 décès dus au cancer du sein et 29 à un accident thromboembolique) nous mène à environ 156 décès annuels de Françaises dus à la prise de tous les contraceptifs hormonaux confondus.

37. Cela va sans dire, les études et chiffrages que nous appelons ici de nos vœux devraient être réalisés par des scientifiques et des études indépendantes des laboratoires pharmaceutiques qui commercialisent ces dispositifs, ce qui nécessiterait donc d'allouer des budgets spécifiques.

38. C'est-à-dire la discipline qui analyse, entre autres, l'impact de substances comme les médicaments sur les organismes.

39. À l'adresse : www.ansm.sante.fr/Declarer-un-effet-indesirable/Pharmacovigilance/Centres-regionaux-de-pharmacovigilance.

40. Voir www.solidarites-sante.gouv.fr/soins-et-maladies/signalement-sante-gouv-fr.

41. Par contre, vous devrez être en capacité de préciser le nom du médicament.

42. « Accès à l'avortement : d'importants progrès réalisés, un accès réel qui peut encore être conforté. Bilan de la mise en œuvre des recommandations formulées par le Haut Conseil à l'Égalité depuis 2013, réalisé à l'occasion du 42e anniversaire de la loi Veil », 17 janvier 2017, Haut Conseil à l'Égalité entre les femmes et les hommes, haut-conseil-egalite.gouv.fr/IMG/pdf/hce_bilan_mise_en_oeuvre_recos_ivg_2017_01_17_vf-2.pdf.

43. Plus de 130 établissements de santé pratiquant l'IVG ont fermé entre 2001 et 2011 malgré un nombre d'avortements constant.

44. Il s'agit du professeur Michel Labrecque, cité dans Fernandez Rodriguez L., « Stérilisation masculine : pourquoi

un Canadien sur cinq choisit la vasectomie», *Usbek & Rica*, 31 octobre 2017.

45. «État des lieux des pratiques contraceptives et des freins à l'accès et au choix d'une contraception adaptée», Haute Autorité de santé, avril 2013.

46. Le Guen M., et al., «Cinquante ans de contraception légale en France: diffusion, médicalisation, féminisation», *Population & Sociétés. Bulletin mensuel d'information de l'Institut national d'études démographiques*, n° 549, novembre 2017.

47. Charton L., «La stérilisation contraceptive: quelques considérations éthiques», *Revue des Sciences sociales*, «Éthique et Santé», n° 39, 2008, p. 96-103.

48. Anaes, Afssaps, Inpes, «Stratégies de choix des méthodes contraceptives chez la femme. Recommandations pour la pratique clinique», http://inpes.santepubliquefrance.fr/70000/dp/04/dp041207.pdf, Anaes, décembre 2004 et Legendre G., et al., «Regret après stérilisation tubaire hystéroscopique par technique Essure®», *Journal de Gynécologie Obstétrique et Biologie de la Reproduction*, vol. 43, n° 5, mai 2014, p. 387-392.

49. Loi n° 2001-588 du 4 juillet 2001 relative à l'interruption volontaire de grossesse et à la contraception.

50. Les implants contraceptifs Essure®, commercialisés depuis 2002 par les laboratoires Bayer, sont des petits ressorts que l'on place dans les trompes de Fallope en guise de contraception définitive. Après avoir été considéré comme le dispositif de «référence» durant de nombreuses années, notamment en France, ils ont finalement été retirés du marché dès 2017 en France puis fin 2018 par leur fabricant, Bayer. Aux États-Unis et en France, plusieurs actions judiciaires collectives de patients sont en cours. Les plaignantes dénoncent

des effets secondaires importants de type fatigue, dépression, saignements, malaises, troubles thyroïdiens, vertiges, allergies ou hernies discales qui persistent parfois après le retrait du dispositif.

51. L'association Formindep réalise depuis 2016 un classement annuel des facultés de médecine selon leur degré d'indépendance. En 2017 l'association constate que « seulement 9 facultés de médecines françaises sur 37 (soit 24 %) ont adopté un cursus ou mis en œuvre une stratégie relative aux conflits d'intérêts. [...] Aucune politique officielle sur les conflits d'intérêts n'a été trouvée dans ces écoles. » Scheffer P., et al., « Conflict of Interest Policies at French Medical Schools : Starting from the Bottom », *Plos One*, vol. 12, n° 1, janvier 2017.

52. Voir facs.formindep.org/intro.html, où l'association cite également une autre situation qui semble ahurissante : durant des années, ce sont deux laboratoires privés, dont les fameux laboratoires Servier, qui ont organisé les épreuves blanches du concours qui clôture la sixième année des études de médecine et ce n'est qu'à la suite du scandale du Médiator qu'elles ont arrêté de le faire.

53. Des organisations étudiantes comme l'ISNAR-IMG (InterSyndicale Nationale Autonome Représentative des Internes de Médecine Générale) ont par exemple réussi à organiser un congrès national en se passant de tout financement industriel, ce qui laisse penser à Paul Scheffer qu'il y a « de fortes chances que des changement positifs continuent dans les années à venir ».

54. Cour des comptes, « La prévention des conflits d'intérêts en matière d'expertise sanitaire. Communication à la commission des affaires sociales du Sénat. Art. LO132-3-1 du Code des juridictions financières », mars 2016.

55. DeAngelis C. D., et al., « Ensuring Integrity in Industry-Sponsored Research : Primum Non Nocere, Revisited », *Journal of American Medical Association*, vol. 303, n° 12, mars 2010, p. 1196-1198.

56. La recherche fondamentale (par opposition à la recherche appliquée) désigne toute recherche qui n'a pas pour but final le développement d'un produit ou une application précise mais qui cherche à acquérir de nouvelles connaissances en explorant à tous horizons les phénomènes pour lesquels nous n'avons pas encore d'explication.

57. formindep.fr/nous-connaitre/.

58. Ces propositions s'inspirent en grande partie de celles formulées par le Formindep (voir notamment Masquelier P., « Indépendance de la formation et formation à l'indépendance », 9 novembre 2011, www.formindep.org/independance-de-la-formation-et.html).

59. Le ghostwriting (ou « auteur fantôme ») est le fait pour un médecin-chercheur renommé d'apposer son nom sur des articles scientifiques qu'il n'a pas écrits et qui promeuvent des médicaments en falsifiant, tronquant, fabriquant ou modifiant des données.

60. Dr Angell M., « Les firmes pharmaceutiques et les médecins : une histoire de corruption », *The New-York Review*, 15 janvier 2009, traduction réalisée par le Formindep, article original : nybooks.com/articles/2009/01/15/drug-companies-doctorsa-story-of-corruption/.

61. Il va de soi que certains médecins contemporains n'ont pas attendu pour faire évoluer leurs pratiques, qu'ils en soient ici remerciés. Mais les témoignages de trop nombreuses femmes montrent que c'est loin d'être le cas de tous les professionnels de la discipline.

62. Le mot gynécologie se compose de gynéco- (du grec ancien gyné, « femme ») et de -logie (logos, le « discours »), soit, étymologiquement, la science, l'étude de la femme.

63. *Encyclopédie critique du genre*, La Découverte, 2016.

64. Vous avez bien lu « barbier chirurgien ». En effet, de l'Antiquité jusqu'à la fin de la Renaissance, la médecine n'était pas encore une science réelle ni réglementée et les barbiers, grâce à leurs instruments et leurs onguents, s'occupaient d'actes chirurgicaux divers et variés. Cette tâche leur a été confiée notamment parce que l'Église au Moyen Âge a soudain décidé d'interdire aux clercs d'exercer la médecine.

65. Sa statue qui trônait depuis 1934 dans le célèbre Central Park de New York a été déboulonnée en 2018. Comme il le confie dans son autobiographie, il a inventé le célèbre « spéculum » dans l'idée d'inspecter l'intérieur de l'intimité féminine sans être en contact avec le vagin, son intention première n'étant pas de mieux soigner ses patientes mais d'éviter au maximum de les toucher. Pour mettre au point son outil, il examina et opéra des femmes noires esclaves jusqu'à plusieurs dizaines de fois sans anesthésie et sans antiseptique.

66. Traduit en français en 2015 chez Cambourakis Éditeur.

67. Gineste C., « L'Impact du sexisme sur la qualité des soins en gynécologie », master Éthique du soin et recherche, université Toulouse Jean-Jaurès, année universitaire 2016-2017.

68. Haut Conseil à l'Égalité entre les femmes et les hommes, « Les actes sexistes durant le suivi gynécologique et obstétrical. Des remarques aux violences, la nécessité de reconnaitre, prévenir et condamner le sexisme », rapport n°2018-06-26-SAN-034, voté le 26 juin 2018.

69. Qaseem A, et al., « Screening Pelvic Examination in Adult Women : A Clinical Practice Guideline From the American College of Physicians », *Annals of Internal Medicine*,

n° 161(1), juillet 2014, p. 67-72 ; U.S. Preventive Service Task Force, « Draft Recommendation Statement on Screening for Gynecologic Conditions With Pelvic Examination », USPSTF Bulletin, juin 2016.

70. « L'examen gynécologique des jeunes femmes : un droit de cuissage moderne », 6 octobre 2016, Blog Le Monde, marieaccouchela.blog.lemonde.fr>.

71. « État des lieux et recommandations pour le dépistage du cancer du col de l'utérus en France », Haute Autorité de Santé, juillet 2010, has-sante.fr/portail/jcms/c_1009772/etat-des-lieux-et-recommandations-pour-le-depistage-du-cancer-du-col-de-luterus-en-France ; Centre Fédéral d'Expertise des Soins de Santé (KCE), « Quel dépistage pour le cancer du col ? », KCE Report, 238Bs, 2015, https://www.ccref.org/pro/pdf/reperes/KCE_238Bs.pdf.

72. Voir notamment « Ensemble améliorons le dépistage du cancer du sein » rédigé à la demande du ministère chargé de la Santé et de l'Institut national du cancer, septembre 2016, p. 130, concertation-depistage.fr/wp-content/uploads/2016/10/depistage-cancer-sein-rapport-concertation-sept-2016.pdf ; et « Cancer du sein : quel dépistage selon vos facteurs de risque ? – questions / réponses », Haute Autorité de Santé, 9 mai 2014, has-sante.fr/portail/jcms/c_1741602/fr/cancer-du-sein-quel-depistage-selon-vos-facteurs-de-risque-questions-/-reponses.

73. En France, la pilule reste encore un automatisme pour de nombreux prescripteurs, particulièrement concernant les jeunes femmes. De nombreuses Françaises ignorent alors tout simplement qu'il existe d'autres moyens de contraception que celui qu'on leur prescrit. Une enquête en ligne réalisée en 2016 auprès de 12 014 patientes a montré que « 59 % ne connaissent pas tous les moyens de contraception » et « 83,1 % ne

connaissent pas la cape cervicale, 39,2 % le diaphragme, 34,4 % les méthodes d'auto-observation, 24,2 % l'anneau vaginal, 21,4 % le DIU progestatif et 18,1 % le DIU au cuivre». Enfin, à la question: «"De quels moyens de contraception le/la soignant.e vous a-t-il déjà parlé?", 89,5 % répondent la pilule, 62,9 % le préservatif, 57,4 % l'implant et le DIU au cuivre, 49,3 % le DIU progestatif, et moins de 30 % les autres moyens.» (Source: Gineste, C., «L'Impact du sexisme sur la qualité des soins en gynécologie», master éthique du soin et recherche, université Toulouse Jean-Jaurès, année universitaire 2016-2017).

74. Le terme anglais de *self-help* recouvre toutes les activités et fournitures que peut utiliser un individu ou un groupe pour échanger et expérimenter autour d'un vécu similaire mais sans passer pour cela par un organisme officiel.

75. Des sites internet francophones comme lesflux.fr ou gynandco.wordpress.com où des personnalités encouragent et regroupent des ressources d'autogynécologie ou des listes de soignants «féministes».

76. C'est déjà le cas de jeunes gynécologues comme Laura Berlingo ou «l'altergynécologue» E.C. Duchesne (alias Poussy Draama), qui parcourt les festivals avec son cabinet de consultation mobile; mais également, de manière plus générale, de jeunes médecins comme le docteur Baptiste Beaulieu qui prônent une relation éthique et empathique pour «réconcilier» soignants et soignés.

77. Lire à ce propos Chollet M., *Sorcières, la puissance invaincue des femmes*, Zones/La Découverte, 2018.

78. Lafont B., lors d'une interview à *Femina*, 26 octobre 2017.

79. Le site de l'Ardecom contraceptionmasculine.fr détaille les contraceptions masculines actuellement proposées en France et leurs spécificités d'utilisation.

80. L'association précise également que la méthode n'est efficace que chez quatre hommes sur cinq, « de la même manière qu'il arrive que certaines femmes tombent enceintes malgré une utilisation correcte de la pilule ». D'autres dérivés de testostérone permettraient d'espacer les injections jusqu'à six semaines mais ils ne sont pas encore utilisés en France car l'OMS ne les a pas validés.

81. Soufir J.-C., « Hormonal, chemical and thermal inhibition of spermatogenesis : contribution of French teams to international data with the aim of developing male contraception in France », *Basic and Clinical Andrology*, décembre 2017, n° 27 (1).

82. Les tests scientifiques réalisés ces dernières décennies sur une petite centaine d'utilisateurs constatent une seule grossesse non désirée parmi les couples utilisant cette contraception (grossesse due à une mauvaise utilisation), cf. référence citée ci-dessus.

83. Oudshoorn N., *The Male Pill*, Duke University Press, 2003, p. 25-27.

84. Propos de Carl Djerassi, inventeur du progestatif, qui a composé la première pilule, cité par Sofia Fischer dans « Contraception : Taïaut les spermatos », *Libération*, 7 février 2017.

85. Selon les critères définis par l'OMS : Très efficace = entre 0,05 et 0,9 en utilisation correcte et régulière et entre 0,05 et 8 en utilisation courante. Efficace = entre 1 et 9. Modérément efficace = entre 10 et 25. Moins efficace = entre 26 et 32.

86. C'est-à-dire si le préservatif se déchire à cause d'un oubli de lubrifiant ou si le réservoir n'est pas pincé ou le préservatif pas maintenu à la base quand il est retiré, etc.

87. Rappelons à nouveau que les tests ont été réalisés sur de petits échantillons de population et mériteraient d'être conduits sur de plus grands échantillons pour refléter au plus proche la réalité.

88. Frank-Herrmann P., et al., « The effectiveness of a fertility awareness based method to avoid pregnancy in relation to a couple's sexual behaviour during the fertile time : a prospective longitudinal study », *Human Reproduction*, vol. 22, n° 5, mai 2007, p. 1310–1319. Détail des indices selon les différentes pratiques de la symptothermie (sources : Frank-Herrmann P., et al., 1997 et 2007) : de 0,4 % à 0,6 % avec abstinence en période fertile ; de 0,4 % à 1,43 % avec rapport protégé en période fertile (préservatif, diaphragme, etc.) ; de 1,2 % à 4,54 % avec retrait ou contact génital ; de 7,5 % à 9 % avec rapports non protégés en période fertile.

89. Cela ne fait pas l'objet d'études scientifiques mais l'on sait que ce qui fait diminuer l'efficacité contraceptive du diaphragme est que le sperme reste dans la cavité vaginale. Couplé au retrait, le diaphragme permet donc d'obtenir une plus haute efficacité contraceptive.

90. Bajos N., Bozon M., Beltzer N., *Enquête sur le « Contexte de la sexualité en France »*, ANRS/Ined/Inserm/La Découverte, 2006.

91. Lire à ce sujet le chapitre III de mon enquête *J'arrête la pilule*, qui présente en détail les diverses pollutions environnementales induites par nos contraceptifs hormonaux, que nous retrouvons dans nos rivières mais aussi dans l'eau de notre robinet. Malformations congénitales, effet génotoxique qui se transmet de génération en génération même après arrêt de la consommation du produit… Ces faits inquiétants à propos des hormones contraceptives sont relevés depuis plus de quarante ans par de multiples travaux de scientifiques de renommée internationale, mais restent aujourd'hui largement ignorés par le grand public.

92. Ripple W. J. et al., « World Scientists' Warning to Humanity : A Second Notice », *Bio Science*, V. 67, n° 12 (1), décembre 2017, p. 1026-1028.

93. Voir notamment « Descartes : maîtres et possesseurs de la nature », La-Philosophie.com, la-philosophie.com/descartes-maitres-possesseurs-nature.

94. « En 50 ans, la qualité du sperme humain a diminué de 50 % et le volume séminal d'un quart, le nombre de spermatozoïdes malformés est, lui, en très nette augmentation. En France, le nombre de couples n'ayant pu concevoir après douze mois sans contraception a doublé en vingt ans, passant à 24 % en 2012. Si l'on ajoute à cela les cas de puberté ou de ménopause précoce, il semble indiscutable que la fertilité subit des changements rapides… », Martin N., « Fertilité : la chute libre ? », *La méthode scientifique*, France Culture, 23 octobre 2017, https://franceculture.fr/emissions/la-methode-scientifique/la-methode-scientifique-lundi-23-octobre-2017.

95. Entre 2000 et 2016, le recours à la pilule a diminué de 20 % en France (56,9 % des Françaises l'utilisaient en 2000, 36,5 % en 2016) (Sources : Rahib D., Le Guen M., Lydié N., Baromètre santé 2016, « Contraception. Quatre ans après la crise de la pilule, les évolutions se poursuivent », Santé publique France, 2017 ; et données INED).

96. Voir notamment le sondage Ifop pour *Elle*, « Les Femmes et leur contraception », septembre 2017 (cité en note 5).

97. Terme réellement employé par des médecins et gynécologues et régulièrement rapporté par des femmes, notamment sur les réseaux sociaux, en particulier concernant la pose de DIU (Dispositif Intra Utérin, alias stérilet).

Table

Achevé d'imprimé en mars 2019
par l'imprimerire Sepec à Péronnas

dépôt légal : avril 2019
N° imprimeur : 20204190124
Imprimé en France

IMPRIM'VERT®

PEFC™ **10-31-1470 / Certifié PEFC** / Ce produit est issu de forêts gérées durablement et de sources contrôlées. / pefc-france.or